實用中國茶療法

衛明 何翠歡 編著

商務印書館

責任編輯　毛永波　林雪伶
裝幀設計　麥梓淇
排　　版　肖　霞
校　　對　趙會明
印　　務　龍寶祺

實用中國茶療法

作　　者　衛　明　何翠歡
出　　版　商務印書館（香港）有限公司
香港筲箕灣耀興道 3 號東滙廣場 8 樓
http://www.commercialpress.com.hk
發　　行　香港聯合書刊物流有限公司
香港新界荃灣德士古道 220-248 號荃灣工業中心 16 樓
印　　刷　中華商務彩色印刷有限公司
香港新界大埔汀麗路 36 號中華商務印刷大廈 14 字樓
版　　次　2024 年 8 月第 1 版第 5 次印刷

ISBN 978 962 07 3469 4
Printed in Hong Kong

前 言

茶能解毒初見於“神農嘗百草，日遇七十二毒，得茶而解之”的傳說，西漢之前雖未有茶葉藥用的文字記載，但茶史學者一般都認為在有文字記載以前，茶葉已作為治療之用，口耳相傳。自漢、梁、魏時期，醫家就把茶葉用於解毒，治療厭食、胃痛及幫助減肥。到了唐宋，茶療的適應症更擴大至瘺瘡、痰熱、宿食、消渴、霍亂煩悶、產後便祕、小便不通、大小便出血、傷暑、頭痛，甚至瘟疫。到了明清時期，茶療進一步擴展至內、外、婦、兒、五官、皮膚、骨傷科等病症，飲用人羣日益增多，漸漸成為中國人的日常飲料，發揮着重要的保健功能。

在中國醫藥史上，茶用於治病已有很長的歷史。但是現時有關茶療的研究，除了極小部分是從傳統中醫藥的角度進行分析以外，大多為現代西方藥理學性質的研究。從所投放的資源和取得的有限結果來看，非常不符合經濟效益。有鑒於此，本人專門提出“中國茶療法”的概念，希冀在茶療的研究中另闢蹊徑。中國茶療法是以茶葉組成單方或複方，用沸水沖泡或稍加煎煮後，取其湯汁飲用，用以防病治病的一種自然療法。它是以中國傳統茶學理論為基礎，以中醫藥學理論為指導，是一門獨特而富技術性的學問，也是自成一套的選茶、製茶、泡茶及飲茶的操作系統。

2017 年始創的全國多家茶療文化體驗館走出了實證之路。2010 年《中國茶療學》問世，2021 年《中國茶療法》出版，標志着中國茶療法走過了理論探索的艱辛之路。為了及時總結在工作中的經驗，在商務印書館的盛情邀請下，特出版本書，希望能與各位對茶療感興趣的人士分享多年來研究茶療的體會，並能拋磚引玉，讓茶療研究得以持續深入，使寶貴的中國茶療法不致淡出歷史舞台。更加期望越來越多有關中國茶療法的研究成果出現，使先人留下的瑰寶能夠再現光芒。

序

三十年前，衛明醫師在中國中醫研究院（現中國中醫科學院）讀研究生期間，即表現出認真鑽研之學術精神。在做學問上，很有創新精神，善於獨立思考。他曾就清代原始醫藥檔案中的“甕頭春醫方”開展了對高血壓病人左心室肥厚效果的臨牀研究，取得一定進展。其後，他在香港浸會大學中醫藥學院任職期間，對以往有興趣的茶療問題，更進行了進一步深入的研討，十分系統，幾乎達到了入迷的程度。我與該院院長呂愛平教授伉儷及維養曾拜訪其茶室品茗，談天說地，其樂融融。

茶葉作為飲品，久已負有盛名，但作為醫療應用上之醫療價值，並未被公眾所多多了解並作出深入研究。

今衛明醫師就茶樹及茶葉等多年來有關栽培、種植、成長等諸多問題，以及在日常品茗飲用和醫療等多層面問題，精心進行系統探討，尤其在臨牀上對茶療的應用於諸種病患，更有許多心得和經驗，系統匯集成《中國茶療法》一書，至為難能可貴。考茶葉之用於醫療，範圍甚廣。銀花茶及連翹茶之用於清熱解毒，雨前茶之用於清虛熱，車前茶之用於利尿，草決明茶之用於便祕，薑片茶之驅脾胃虛寒及受寒呃逆，都有一定之效驗，後者更有我本人親身有效的體驗。就我所知，近年更有以丁香茶以消滅幽門螺旋桿菌感染者，似頗有新進展云云。拙著《清宮代茶飲精華》中，亦有涉及茶療之案例，曾就清宮代茶飲之調脂作用研究，取得進展。

當然，品茗飲茶歷史之久遠，早已成為公眾共識。林語堂曾有“只要有一壺茶，走到哪裏，中國人都是快樂的”名句。魯迅也說過：“有好茶喝，會喝好茶，是一種清福。”其實，我更喜歡蘇東坡“且將新火試新茶，詩酒趁年華”的佳句，其所寫茶詩以茶抒情或怡性，實在引人入勝。

衛明醫師以其多年積累的經驗，成書《中國茶療法》，內容弘富，涉及茶樹與茶葉的種類及品種，臨牀應用之經驗，有很好的臨牀醫療實踐參考價值，願以此序引薦該書，並祝賀其正式出版。

中國科學院院士、國醫大師

陳可冀

2020 年陽春四月於北京

目 錄

第一章

中國茶療法概論

在中國醫藥史上，茶葉用於治病已有很長的歷史。人們在使用茶葉的過程中，積累了不少經驗。茶葉除了成為日常的飲料外，亦廣泛地應用於治療疾病。茶史學者一般都認為，在沒有茶葉藥用的文字記載之前，茶葉早已作為治療之用，口耳相傳。西漢以後，有關茶的藥用價值，歷代茶學和醫藥學專著的記載多不勝數，其中唐代著名醫學家陳藏器在《本草拾遺》中說：“諸藥為各病之藥，茶為萬病之藥”，高度評價茶的藥用價值。

第一節　中國茶療法的概念

中國茶療法是指用茶葉組成單方或複方，用沸水沖泡或稍加煎煮後，取其湯汁飲用，用以防病治病和養生保健的一種自然療法。它是以中國傳統茶學理論為基礎，以中醫藥學理論為指導，專門研究茶葉治病功效的新療法。

中國茶療法只使用茶葉作為藥物，並不加入其他配料。所謂“單方”，是指只使用一種茶品作為藥物；所謂“複方”，是指可使用一種以上的茶品配伍，以配合病證的需要。市面不少“茶療”的配方，都是以茶葉加上茶葉以外的配料成為複方，與中國茶療法的複方概念不同。有關這點稍後會詳細論述。

中國茶療法是以中國傳統茶學理論為基礎，所選用的對象僅限於茶葉，故對茶的認識必須十分深入。中國傳統茶學理論在唐代茶聖陸羽《茶經》已成雛形，隨後裴汶《茶述》、張又新《煎茶水記》、蘇廙《十六湯品》、宋徽宗趙佶《大觀茶論》、蔡襄《茶錄》、沈括《本朝茶法》、陸廷燦《續茶經》等，以及近代各農業大學的茶學專業的研究專書，都記載了豐富的茶學知識，包括茶樹的生長、茶葉的採收及炮製的過程、沖泡的方法、用水的要求、飲用茶湯的環境等等，這些都是中國人飲茶過千年積累下來的寶貴經驗。

而中國茶療法之所以用中醫藥學理論為指導，是因為在中國文化裏，我們對所有藥物及食物對身體影響的認識，對用藥物及食物來治療各種疾病的理解，都是建基於傳統中醫藥學理論。傳統中醫藥學的理論基礎在於對萬事萬物的整體思考觀念，並以辨證和施治作為診斷和治療疾病的兩個過程，利用藥物、針灸及各種治病方法，按照補虛瀉實等原則，使人體達到陰陽平衡，“陰平陽祕，精神乃治”。茶療與傳統中醫藥學關係密不可分，是伴隨傳統中醫藥學發展而形成的一個自然療法。中國的歷代醫家在使用茶葉治病時，都是以傳統中醫藥學的理論為用藥指導。脫離了傳統中醫藥學，隨意服用茶藥，或僅僅使用茶葉的某些化學成分來指導臨牀用茶，不僅無法達到防病治病和養生保健目的，甚至會對身體造成不良的影響。

中國茶療法以傳統茶學理論為基礎，以中醫藥學理論為指導，是一門獨特的學問。傳統茶學以學茶為目標，研究種茶、選茶、製茶、泡茶技術、擇水、茶道文化等等方面，以冀充分發揮茶葉的色、香、味，及修心養性的目的，與以治療為目的茶療不同。而與傳統中醫藥相比，中國茶療法只以茶葉為藥，茶湯製作以沖泡為主，又着重身心並治，自成了一套選茶、製茶、泡茶及飲茶的操作系統，故又與傳統中醫藥不同。中國茶療法包含茶學與醫學，既不能只懂茶不懂醫，也不能只懂醫不懂茶，二者缺一不可。

第二節　中國茶療法的內容

對於茶療的定義，有很多不同的說法，而各種茶療的操作方法與範圍亦有不同。中國茶療法的研究及操作範圍只集中於使用茶葉組成的單方或複方，利用各種茶葉的性味、歸經，充分發揮茶葉的療效。作為一門專門的方法，了解其研究的內容及範圍，是入門的第一步。

一、茶的界定

中國茶療法只用茶葉作為治療藥物，茶葉定義為山茶科山茶屬的植物茶 [Camellia Sinensis (L.) O.Kuntze] 和普洱茶 [Camellia assamica (Mast.) Chang] 的嫩葉或嫩芽，其他科屬的植物都不是中國茶療法的研究範疇。“荼”字在中國的醫藥書籍中的記載的含義很廣，中國歷史上茶的稱謂十分多，唐代以前多以“荼”字代之，如苦荼、荼名、荼荈、荼檟、茗荼等，其他還有：檟(《爾雅・釋木》)、蔎(《方言》)、茗(《晏子春秋》)、荈(《凡將篇》)、詫(《尚書・顧命》)、瓜蘆木(東漢《桐君錄》)、水厄(唐《採茶錄》)、皋蘆(東晉《廣州記》)、搽(唐《本草拾遺》)等等。到了唐代，普遍以“茶”

字替代了“荼”字。唐代陸羽《茶經》記載：“其名，一曰茶，二曰檟，三曰蔎，四曰茗，五曰荈。”歷代記載茶的用詞不一，而“荼”字在一些書籍中，也同時代表苦菜、茅葦之花等，常引起混亂，故此，在考查古籍時，必須分辨清楚內容是否屬於中國茶療法的研究對象——茶葉。中國茶療法的研究對象暫定為茶的芽及葉，故茶樹的其他部分，例如：茶籽、茶樹根及茶花等，雖然亦各有其藥用價值，但暫不包括在中國茶療法的探討範圍之內。

二、茶療的分類

茶療的組方形式可分為以茶代藥、茶藥結合及以藥代茶三大類。中國茶療法只研究第一類“以茶代藥”的組方形式，而第二類茶藥結合及第三類“以藥代茶”，都不是中國茶療法的研究範圍。

以茶代藥

“以茶代藥”是指單用茶葉沖泡或稍加煎煮後飲用，是中國茶療法唯一研究的茶療類型。現有文獻記載顯示，茶葉最早是以藥物形式開始為人類所使用。茶葉作為傳統中藥的一員，本身已含有多種對身體有益的天然物質，具有良好的治療保健功效。因此，根據個人的體質和病情需要選用合適的茶葉，就能起到防病治病的作用。

現代臨牀常用的中藥有數百種，每一種中藥都有其不同的四氣、五味、歸經、功能及臨牀應用，茶葉亦然。中國茶療法所用的茶葉，在茶療醫師的手中，每種茶便是一味中藥，不同茶葉的性味歸經、功能及臨牀應用也不一樣。而為了治療一些較為複雜的病證，茶療醫師亦會把不同的茶葉組成配方，以配合病證及病人的需要。茶葉有別於其他中藥材之處，在於它既用於治病，亦是日常飲料，人們對於茶葉的需求比其他中藥材更加殷切。因此，茶樹的種植地域比一般的中藥更廣，品種的變化亦相當大。除了傳統流傳下來的製茶方法，現代製茶師亦不斷將製茶工藝加以改進；再者，茶療醫師亦會按臨牀的需要，不斷探索及研製新的品種，因此，合乎治病需要的茶葉亦相當之多。

茶藥結合

“茶藥結合”是指茶葉與其他中藥一同使用。此類組方有兩種：一種是以茶葉為主，配合適當的配料，如普洱茶加菊花，紅茶加玫瑰花；另一種是以其他中藥為主，配適當的茶葉或以茶湯送服，如川芎茶調散。前者為了增強茶葉的功效，或消除茶葉的某些副作用，調和茶葉的偏性，使之發揮更理想的治病保健效果；後者利用茶葉的性味、功能，增強其他中藥的治病能力，使之共收療效。

傳統中醫藥組方中，這類組方很多，不少中醫古籍都記載了以茶配合其他中藥，治療內、外、婦、兒各科的病證。

宋代茶療已成為官方療法之一，且在宋代《太平聖惠方》、《太平惠民和劑局方》及明代《普濟方》等官方醫學典籍中，都有"藥茶"的專篇。例如：王懷隱編的《太平聖惠方》便有"藥茶諸方"八首，其中四方："治傷寒頭痛壯熱，葱豉茶方"，以茶葉配伍葱白、豉、荊芥、薄荷、山梔、石膏等；"治傷寒頭痛煩熱，石膏茶方"，以茶葉配伍石膏；"治傷寒鼻塞頭痛煩躁，薄荷茶方"，以茶葉配伍生薑、石膏、麻黃等；及"治宿滯冷氣及止瀉痢，硫黃茶方"，以茶葉配伍硫黃、訶子皮等中藥，治療相應疾病。

茶藥結合不屬於中國茶療法的研究內容，但其在中國茶療學中佔有重要的位置，這個課題十分值得研究，希望在以後的專題中再進行探討。

以藥代茶

"以藥代茶"是指採用茶葉以外的原料組方，用沖泡或稍加煎煮的方式製作及飲用，是茶療概念的延伸，屬於廣義上的茶療，又稱為"代茶飲"。代茶飲起於唐代，歷代又加以發揮，到清代宮廷盛行，被視為養生延年之品。中國不少書籍記載的茶療，並非使用山茶科植物，而是以其他藥物入藥，如冬青科冬青屬的苦丁茶、梧桐科蘋婆屬的胖大海茶、十字花科菘藍屬的板藍根茶、以睡蓮科睡蓮屬蓮的葉子製的荷葉茶。還有一些複方的茶劑，如五花茶、夏桑菊茶等，都是以茶葉以外的原料組方，煎煮成茶劑服用。雖然這些茶劑都加上“茶”字，但並非山茶科的茶葉，因此亦不屬於中國茶療法的研究內容。“以藥代茶”將留待以後的專著再作詳細論述。

三、中國茶療法的形成

現有文獻記載顯示，早在五千多年前，人類已經開始發現茶葉，並加以利用。唐代茶聖陸羽《茶經》記載：“茶之為飲，發乎神農氏，聞於魯周公。”茶能治病初見於“神農嘗百草，日遇七十二毒，得茶而解之”的傳說。相傳神農為了尋找藥物為百姓治病，親自嚐遍百草，以致身中七十二毒，於是神農順手拾起地上葉子（茶葉）放入口中咀嚼，食後口舌生津，神清氣爽，中毒的不良反應隨即消失。神農認識到茶葉能解毒，便把這些經驗傳授給老百姓。這個傳說雖然誇大了茶的功能，但可看出茶葉在沒有文字記載之前，已經以藥物形式進入人類的生活當中。

在長期食用及飲用茶葉的過程中，人們又發現茶葉的其他藥用功能，總結出許多以茶治病保健的經驗。這些原始樸素的用茶經驗隨着歲月驗證，去蕪存菁，世代相傳，同時人們對茶的認識和利用也愈加深入。從漢、梁、魏時期，醫家把茶葉作為解毒、治厭食、胃痛及瘦身之物；到唐宋時期，又大大擴大了茶葉治病的適應證，用治瘺瘡、痰熱、宿食、消渴、霍亂煩悶、產後便祕、小便不通、大小便出血、傷暑、瘟疫、頭痛等等病症，亦了解到茶能強腰補腎、聰耳明目。至明清時期，茶葉廣泛用於治療內、外、婦、兒、皮膚、骨傷等科病症證。同時，飲用的人羣日益眾多，漸漸成為中國人的日常飲料，扮演着重要的防病治病的角色。歷代眾多茶學家、醫學家和藥學家不斷發掘茶的治病功能，累積了以茶治病保健的知識和經驗，並在民間廣泛傳播，最終形成了一門獨特的自然療法 —— 茶療。

時至科技發達的今天，愈來愈多的實驗研究證實了茶的各種醫學功效。目前已知道茶葉中多種成分，如多酚類化合物、咖啡鹼、氨基酸、礦物質、維生素等，對人體發揮了多種治療和保健作用。眾多國內外研究顯示茶不單能提神、助消化，亦有預防衰老、提高免疫力、降血脂、減肥、降血壓、消炎、抗病毒、抗過敏等功能，並嘗試加以開發應用。以中國傳統茶學理論為基礎，以中醫藥理論為指導，善用前人用茶為藥的經驗，去蕪存菁，累積及分析茶葉在臨牀上的治病應用，經過長期的療效觀察及經驗，加上科學藥理研究，逐漸演變出一門集中研究單純茶葉的治病功效理論及應用結合的治療法則 —— 中國茶療法。

四、中國茶療法與西方茶療的區別

西方的茶療分為兩種：一種是歷史悠久的自然療法，以花蕾、花瓣或嫩葉等材料煎煮的香草茶；另一種是透過現代科研方法，認識茶葉的藥用成分及其藥理功能，進一步應用於保健品及藥品之中。這兩種茶療方法，無論在理論層面還是應用方法，都與中國茶療法有很大的區別。

中國茶療法與西方花草茶療法

西方的花草茶療法是一種歷史悠久的自然療法，以植物的根、莖、葉、花或皮等部位煎煮成花草茶，作為治病及保健之用。我們現時知道，早在古埃及時代，人們已經懂得利用花草來薰香及治病。西方醫學之父、古希臘的希波克拉底（Hippocrates）用觀察實證的方式建立了西方醫學基礎，使花草成為治療的藥劑，而在其藥物處方中亦曾提到“飲用藥草煮出來的汁液”，可見西方很早已煎煮草藥飲用，以治療疾病。數百年後，另一位希臘醫師 Pedanius Dioscorides 編纂 De Materia Medica（《醫物論》）一書，收錄了超過 500 種草藥的功能及應用方法，成為西方草藥學的另一重要書籍。

人們在生活經驗中，發現了一些植物的治病功能，世代流傳。各個地方所用的草藥不同，飲用的方法亦各有特色。西方傳統的花草茶，多以味道甘甜、香氣怡人的花葉入藥，如玫瑰花、馬鞭草、迷迭香、檸檬草等，以煎煮或焗服的方式，作為日常飲料之用。

這些花草茶與中國茶療法有兩個明顯的區別。首先西方的花草茶所用的草藥並沒有山茶科山茶屬的茶葉。直至 16 世紀，茶葉才由葡萄牙人從中國帶到西方，供王公貴族享用。後來中國茶葉開始大量輸入歐洲，飲茶風氣始盛，故西方傳統的花草茶中並沒有茶葉在內。

第二個明顯區別在於，西方的花草茶的使用是民間或醫師的經驗累積，主要是以療效的觀察來指導用藥，是對“病”的治療；而傳統的中醫學，是以整體觀念、辨證論治的方式，着重機體與藥物之間的相互適合性，故以藥物的性味歸經為用藥的依據，配合患者體質與病情的需要用藥，是對“證”的治療。以纈草為例，纈草為敗醬科植物，生長於中國，以及歐洲、南美、北美多國，不僅是一味中藥，亦是目前歐美最受歡迎的天然藥物之一。纈草具有鎮靜催眠、解痙、抗心律失常、抗焦慮等功能。西方早在古希臘和古羅馬時期，已把纈草當作一種草藥來使用，如古希臘希波克拉底的書籍記載過它的特性，古羅馬醫學家蓋倫指出它治療失眠的功能。纈草一直廣為歐洲地區使用，主要作為治療失眠、抗焦慮之用。而在傳統中醫藥中，纈草一般認為是味辛甘、性溫，入心、肝二經，具安心神、祛風濕、行氣血、止痛等功能。在使用纈草時必須配合病人的病情需要，如患者已屬痰火擾心、陰虛火旺、肝鬱化火等證而出現火熱的症狀，因纈草性溫，故必須慎用，或改用一些藥

由此可見，西方花草茶療法與中國茶療法有很大的差別，除了用藥的材料不同，西方的花草茶療法單純以藥物的病證效用為用藥指導，中國茶療法則必須按傳統中醫藥的理論為指導，用藥所依據的機理大有不同。

中國茶療法與現代茶醫學研究

中國茶療法與現代茶醫學研究，無論在研究的對象，還是治病的理論及方法上，均有所不同。

現代茶醫學研究是以西方科研方法研究茶葉，研究的對像多為茶葉的單一成分，以單一成分對單一病症的實驗室研究或臨牀觀察。目前得知茶葉中含有的多種成分，如多酚類化合物、咖啡鹼、氨基酸、礦物質、維生素等，在人體發揮着治療及保健的作用。而國內外研究顯示，茶葉有能提神、助消化、預防衰老、提高免疫力、降血脂、減肥、降血壓、消炎、抗病毒、抗過敏、抗癌抗突變及防治心血管病變等功能。按此方法使用茶葉，多着重以單一茶葉成分的藥理研究，將茶葉提取物製成保健品或藥品。

中國茶療法是以中國傳統茶學理論為基礎，以中醫藥理論為指導，以完整的茶葉作為治療藥物。中國茶療法按個人的體質、病理的變化，以整體觀念出發，因時、因地、因人制宜，辨證施治，選取不同的茶品，使身體達致陰陽調和，從而祛除疾病。中國茶療法按病證選茶，同治一個疾病，可能會選擇不同的茶品；而對於不同的疾病，亦可能選擇相同的茶品。

西式茶療以同一茶種或同一種茶的成分，治療同一種疾病；而中國茶療法以證候為依據，選擇不同的茶葉進行治療。例如：不少西方科研都顯示普洱茶有治療糖尿病的功能，但普洱茶的品種很多，雖然大部分普洱茶都有某些相同的內含物，能使血糖降低，但其有效性亦有很大的差異，有些甚至出現不適的表現，使得患者無法長期服用。再者，糖尿病患者在病理發展的不同階段，由於個人體質的不同，其證候亦表現各異。中國茶療法可以按其病證的需要，選擇適合的茶品。因此，按傳統中醫辨證論治的原則，同病異治，不是所有糖尿病患者都適合服用同一種普洱茶。

再舉一個例子，現代茶學研究提示茶多酚能治療心血管疾病。這些研究多以單一的成分對動物心血管的影響，進行解剖研究；或以含茶多酚較多的綠茶作為研究對象，作大樣本長時間的人體飲用觀察，比對飲用者與非飲用者的心血管患病比率，從而確定茶多酚對心血管疾病有正面的影響。但對中國茶療法來說，並不會處方茶多酚的提取物予以患者，亦不會把茶多酚含量最多的綠茶給所有患心血管疾病的患者飲用。因為不同患者的體質不同，病理變化也各異，要先辨好病證，才能對證選茶。對於不少寒凝血脈或瘀血內阻的患者，具有溫通作用的紅茶，比起含茶多酚較多的綠茶，臨牀效果有時更加理想，副作用也少些。因此，治療的過程中，重點不只在於茶，亦會考慮人的因素。

第三節　中國茶療法的適應症

茶葉能治療的疾病的範圍很廣泛，但考慮到茶療的特點及其研究的價值，我們把中國茶療法的適應症定為以下四個方面：

其一，某些需要長期服用中西藥的慢性病。例如，糖尿病是一種慢性代謝性疾病，患者需要長期使用藥物以控制血糖，是一種只能控制病情，使其血糖維持在正常水平左右，但難以完全治癒的疾病。茶葉對於二型糖尿病的影響，已有很多實驗室研究及流行病學研究支持。2012 年，歐洲進行了一項大型的研究，有八個歐洲國家的 26 個研究中心共同參與，對 12403 名二型糖尿病患者以及數千名非糖尿病患進行訪問研究。調查顯示，每天喝四杯紅茶可使二型糖尿病危險降低 20%。茶葉有良好的降糖功效，而且飲用方便，如果可以代替中西藥物，可以大大減輕患者的心理負擔。除了控制血糖外，茶療亦可與中西藥配合，減少中西藥物的劑量，或幫助治療糖尿病的併發症。

其二，某些運用現代醫學方法療效不佳的疾病。隨着醫學的進步，現在不少疾病都能透過中西醫的方法，得以治愈或控制。但亦有部分疾病仍然不能達到很好的效果。例如，過敏性鼻炎是一種過敏性疾病，不少患者在接受中西醫治療後，病情得到了緩解，但常常因季節變化、環境污染、精神緊張等誘因而反覆發作，影響到日常生活，並使患者對治療失去信心。對於這類疾病，暫時沒有一種理想的治療方法，只能控制病情，紓緩症狀。而運用茶療法則可利用某種茶葉具有的入肺經祛風解毒的功能，迅速緩解症狀。同時，以茶為藥，飲用方便，味甘氣清，既可在短時間內紓緩症狀，也可長期飲之，以預防鼻敏感的復發，對患者來說非常便利。

其三，某些精神及心理障礙性疾病。例如抑鬱症這種疾病，雖然正規的中西醫藥亦有一定的療效，但對患者來說，其治療過程都存在着相當大的壓力，往往治療過程本身已經構成患者的求醫障礙。“身心並治，形神共養”是茶療的一大特色。茶療講求“環境”、“心境”和“意境”，在治療身心疾病上，是一種適宜的治療方法。

其四，某些反覆發作的身體不適而查不出明確病因者。例如：不少人有反覆頭痛的不適症狀，但進行了很多檢查，都不清楚發病的原因。對於這些身體不適的問題，現代都市人由於工作時間較長，往往無暇煎藥針灸，導致不少人症狀反反覆覆地發作。一般人對茶療用茶有一個錯誤的觀感，認為茶療是一種溫和的療法，必須長時間服用才能見效。其實，茶療所用的茶品，由於質量要求很高，療效可以相當迅速，對於一些頭痛等不適症狀，往往即刻見效。症狀緩解後，患者便無需因反覆的身體不適影響到日常生活，更避免了長期服用止痛藥所帶來的潛在風險。

茶葉有治病的功效，這點已從眾多研究和臨牀實踐中得以證實。但茶葉不能包治百病，我們不應誇大茶葉的功能，應以科學的態度去觀察、研究、分析其治病的機理。茶療作為一種新的療法，其價值在於它能補充現代醫學的不足，解決一些現代醫學尚未能解決的問題，同時又能為患者提供一個良好的治療方法，使其能有所選擇。

第二章

中國茶療法的起源及發展

中國是世界最早發現和利用茶葉的國家。20 世紀 80 年代，雲南省境內發現迄今世界上最大的野生茶樹羣落和最古老的野生茶王樹，其中一株樹齡為 2700 年。野生古茶樹在地球上的歷史遠不止兩三千年，植物學家從研究山茶科植物化石發現，茶樹最遲在中生代末期白堊紀時期已經在地球上生長，距今已有千百萬年歷史。2006 年，雲南省永德縣便發現距今有兩三千萬年歷史的茶樹始祖，被稱為“罕見的活化石”—— 中華木蘭。關於野生古茶樹最早為人類所知的用途，較普遍的說法是藥用。從歷史文獻記載和考古學中推論，人類最初把鮮茶葉當作解毒植物而食用，後來茶葉的加工方式改進，服用茶葉的方法亦有所改變，使茶日漸廣受人們歡迎。茶除了作為藥物之用外，亦成為日常飲料。

一、原始社會時期

在原始社會，人類還未有開始種植的時候，充飢的食物主要是來自自然環境中的各種野生植物，野生古茶樹的鮮葉便是其中一種。在覓食過程中，不免會誤食一些有毒的植物，出現嘔吐、腹瀉、抽搐、昏迷等中毒反應，甚至毒重身亡。由於當時人類對大自然的認知還十分有限，只能通過漫長歲月累積的經驗，逐漸發現食用某些植物以後，原有的中毒反應得以緩解甚至消除。野生古茶樹的茶葉的解毒功能便是從無數次的反覆試驗中總結而來的。“神農嘗百草，日遇七十二毒，得荼而解之”的傳說，所反映的歷史背景其實是人類最早接觸、認識和利用茶的階段，不過這個階段只是人類祖先對茶朦朧的認知，僅屬於茶療最原始的方式，還遠未達到“以茶治病保健”的層面。

人類對茶和茶療的認知過程，與對中醫藥的認知過程是一致的，都是經歷了漫長的實踐以後，才開始發現它們的醫療價值，並逐漸用於治病保健。因此，茶療與中國醫藥又有着深厚的歷史淵源。

二、秦漢至南北朝時期

人類祖先以茶解毒的經驗世代相傳，歷經了漫長的時間驗證，傳播方式由最初的“口耳相承”、“師學相傳”發展至秦漢時期，開始有了文字記載。

茶葉至遲在漢代開始，已被列為藥品。西漢司馬相如《凡將篇》把茶葉稱為“荈詫”，與桔梗、款冬、貝母等並列為藥品。託名神農所撰的《神農食經》記載：“荼茗久服，令人有力、悅志。”東漢《桐君錄》記載：“酉陽、武昌、廬江、晉陵，好茗……巴東別有真香茗，飲令人不眠。”華佗《食論》又提出：“苦荼久食，益意思。”三國時代，張揖《廣雅》有言：“其飲醒酒，令人不眠。”到了魏晉，人們對茶的功能有進一步認識。《神農本草經》記載：“苦菜……味苦，寒……主五臟邪氣，厭谷，胃痺。久服，安心益氣，聰察少臥，輕身耐老。”按書中註引用《爾雅》：“荼，苦菜，又檟，苦荼。”以說明苦菜指的是茶。梁代的陶弘景《雜錄》記載：“茗茶輕身換骨，古丹丘子、黃山君服之。”《太平御覽》載：“《晉書・藝術傳》曰：敦煌人單道開，不畏寒暑，常服小石子。所服者有桂花氣，兼服茶酥而已。”另，晉代張華《博物志》亦有記載：“飲真茶令人少眠。”

這個時期的醫家把茶葉作為解毒、提神、減肥、益壽、治厭食及胃痛的藥物。這些醫藥學專著的文字記載，為茶療的發展奠定了堅實的基礎。不過從西漢至魏晉期間，茶還僅限於王室貴族的專屬飲品，普通百姓並非輕易能夠飲用，從而限制了茶療的普及。因此，這段時期茶療的發展只處於初始階段。

三、唐宋時期

唐代是中國歷史上的鼎盛時期，國泰民安、百業興旺。當時社會茶飲風氣盛行，茶飲文化漸從王室貴族流傳至民間。

唐代陸羽撰寫了中國第一部茶書《茶經》，引述了唐以前各朝有關茶功能的資料，並認為“茶之為用，味至寒，為飲最宜精行儉德之人。若熱渴、凝悶、腦疼、目澀，四肢煩，百節不舒，聊四五啜，與醍醐、甘露抗衡也”。由國家頒行的藥典《新修本草》記載：“茗味甘苦，微寒無毒，主瘡，利小便，祛痰熱渴，令人少睡……主下氣，消宿食，作飲加茱萸、葱、薑良。”提出茶與其他植物（茱萸、葱、薑）配合治病的方法。這種方法在當時來說，無疑是茶療的一項創新之舉，大大地拓寬了茶療的應用範圍。此外，陳藏器在《本草拾遺》中亦具體論述：“茗，苦茶，寒，破熱氣，除瘴氣，利大小腸，食宜熱，冷即聚痰……久食令人瘦，去人脂，使不睡。”

唐朝累積了更多臨牀經驗，茶的功能亦有所發揮，不但用於內服，亦可用於外敷。例如，《枕中方》記載：“療積年瘺，苦茶、蜈蚣並炙，令香熟，等分搗篩，煮甘草湯洗，以末敷之。”這是古時茶葉治療外科病的記述。唐代兵部尚書李絳《兵部手集方》記載：“久年心痛五年十年者，煎湖茶以頭醋和均，服之良。”

到了宋代，茶飲更為普及，而茶療亦繼承唐代的用藥經驗，廣泛用於內科、婦科、兒科等各科疾病。《傳家祕室》方記載：“治頭風，滿頭作痛，芎七錢，明天麻、雨前茶各一錢，酒一碗，煎六分，渣再用酒一碗，煎四五分，晚服過夜即愈。”《聖濟總錄》記載：“霍亂煩悶，茶末一錢，煎水，調乾薑末一錢，服之即安。”《仁齋直指方論》亦有治痢方：“薑茶治痢，薑助陽，茶助陰。又能消暑解酒食毒。”又《普濟方》認為：“建茶合醋煎服，即止大便下血。”還有婦兒科的病例記載，如《孺子方》載：“療小兒無故驚厥，以苦茶、葱須煮之。”《婦人方》亦載：“產後便祕，以葱涎調蚋茶末為丸，服之自通。”茶與其他藥材配合，配川芎、天麻治頭風，配乾薑治霍亂，配薑以治痢，配醋以治大便下血；在婦、兒專科上，亦配葱以治小兒驚厥及產後便祕。

此外，茶療發展至宋代已成為官方療法之一。《太平聖惠方》和《太平惠民和劑局方》等官方醫學典籍中，都有“藥茶”的專篇，如王懷隱編的《太平聖惠方》便有“藥茶諸方”八首。其中四方：“治傷寒頭痛壯熱葱豉茶方”，配伍荊芥、薄荷、山梔、石膏等；“治傷寒頭痛煩熱石膏茶方”，配伍石膏；“治傷寒鼻塞頭痛煩躁薄荷茶方”，配伍生薑、石膏、麻黃等；“治宿滯冷氣及止瀉痢硫黃茶方”，配伍硫黃、訶子皮等。

茶飲由南方傳到中原，由中原傳到邊疆，亦由社會上層發展到中下層。茶興於唐而盛於宋。唐代由於經濟、文化發達，加上僧道以茶修道，文人雅士嗜好茶飲，茶書茶詩影響深遠。宋代繼承了唐代茶業的發展，茶風更盛，茶的產地、產量亦有所增加。茶療在茶飲的興盛氛圍下，亦有相當發展。茶療的治病範圍擴展至瘺瘡、痰熱、宿食、消渴、霍亂煩悶、產後便祕、小便不通、大小便出血、傷暑、瘟疫、頭痛等，茶葉既可內服，亦用於外敷治病。

四、明清時期

明代茶療的功效範圍、製茶法的應用更為創新及充實。

明代的本草著作代表——李時珍《本草綱目》，專門記載有茗之條，記述茗氣味苦、甘，微寒，無毒；主治"瘺瘡，利小便，去痰熱，止渴，令人少睡，有力悅志，下氣消食。作飲，加茱萸、葱、薑良。破熱氣，除瘴氣，利大小腸。清頭目，治中風昏憒，多睡不醒。治傷暑。合醋，治泄痢，甚效。炒煎飲，治熱毒赤白痢。同芎藭、葱白煎飲，止頭痛。""濃煎，吐風熱痰涎"。另外，還有散見於其他各卷對茶葉功效的記載，如清熱降火之功，用於濕熱火鬱、咽喉微疾；宣吐之功，用於氣滯食積、諸風涎痰；醒神醒腦之功，用於脾濕多眠、風熱昏憒；用茶治口臭、發汗發表、防治瘟疫等。

李時珍不僅對茶葉的功能應用作了一個總結，還提出改變茶葉的炮製及運用方法，使茶葉的性味有所變化，可以治療不同疾病，如"炒煎飲，治熱毒赤白痢"、痘瘡作癢"房中宜燒茶煙恆熏之"、腳丫濕爛則以"茶葉嚼爛傅之，有效"、茶葉"濃煎吐風熱痰涎"，並指出濃茶"乃酸苦湧泄為陰之義，非其性能升也"，故濃茶能使人吐。此外，李時珍亦指出要按不同的體質服茶，茶性苦寒屬陰中之陰，"若虛寒及血弱之人，飲之既久，則脾胃惡寒，元氣暗損"。要避免茶之害，除了注意體質是否適合外，亦要熱飲。酒後忌飲，不與榧、威靈仙、土茯苓同服。由此可見，明代醫家對茶葉已有十分全面的認識。

除了《本草綱目》外，明代的本草典籍收錄茗條的比歷代都多，如《神農本草經疏》、《本草乘雅半偈》、《本草徵要》、《雷公炮製藥性解》、《救荒本草》、《食鑒本草》、《滇南本草》等，可見明代醫家對茶葉藥用功能的肯定。

明代茶人還十分重視茶的品質與療效的關係。屠隆《茶箋》記載：茶葉“穀雨日晴明採者，能治痰嗽、療百疾”，“六安，品亦精，入藥最效”。許次紓《茶疏》記載：“天下名山，必產靈草……大江以北，則稱六安……南方謂其能消垢膩、去積滯，亦共寶愛。”龍膺《蒙史》亦載：“六安茶，用大溫水洗淨去末，用罐浸鹵亢好沸水，用可消夙酲。瀘州茶，可療風疾。”

茶飲發展到清代，已深入大眾的生活中，已廣泛得到認識到茶的藥用功能。王昶《滇行日錄》記載普洱茶“可療疾”，而陸次雲《湖壖雜記》稱龍井“為益於人不淺，故能療疾”。清代醫學着重實際臨牀，茶廣泛應用於內外婦兒各科，加上清代製茶技術完備，確立了綠茶、紅茶、白茶、黃茶、黑茶、青茶六大類的體系。茶葉製法不同，性味歸經亦有所差別，茶葉的功能及應用便迴然不同。趙學敏《本草綱目拾遺》以不同品種的茶分條記載，雨前茶“性寒而不烈，以其味甘益土”，功能“清咽喉，明目，補元氣，益心神，通七竅”，亦可益利脾胃；普洱茶“性溫味香……味苦性刻……苦澀”，能“解油膩牛羊毒”，亦能“逐痰下氣，刮腸通泄”；安化茶“味苦中帶甘”，“性溫，味苦微甘”，故除了能“下膈氣、消滯”外，亦能“去寒”；武夷茶“色黑而味酸”，“性溫不傷胃”，故“凡茶澼停飲者宜之”。此外，種茶的產地不同，水土各異，收成氣候等等都會影響茶的性味，從而影響茶的藥用功能。羅（即顧渚紫筍）與一般茶品不同，不愛雨前收採，最佳為"夏前六七日如雀舌者"，而喜陽光，"洞山南向，獨受陽氣，專稱仙品"，故顧渚紫筍性不寒，適合"滌痰清肺，除煩消臌脹"。台灣的水沙連茶生於"深山中，眾木蔽虧，霧露濛密，晨曦晚照"，故性"性極寒"，"療熱症最效，能發痘"。

明清醫家認識到茶葉有多種的治病功能，茶能清熱解毒、安神醒睡、提神助思、清利頭目、去火明目、解毒止痢、解渴消暑、下氣消食、解膩消脂、解酒、療瘡瘍疹、止血、治大小便不通、去痰、護齒、延年益壽及療飢等。在明清醫學書籍中，茶廣泛應用於各科病症，無論內科、婦科、兒科、眼科、耳鼻喉科、口齒科、外科、傷科，都能看到茶葉應用的足跡。茶的使用方式亦多變，內服方面，如以茶入藥同煎、以茶末配諸藥成丸、以茶湯調服諸藥；外用方面，如以茶湯外洗、將茶製成散劑或成膏狀外敷、將茶與諸藥同煎成膏外敷。茶還可外敷傷口、瘡瘍，或以臍敷外灸方法以治病。這些知識及經驗都對現代茶療有所指導及啟發。

五、近現代

近現代的茶療在應用範圍上較以往更為廣泛。晚清民國時期由於政局動盪，茶療發展一度停滯不前。新中國成立後，傳統茶飲事業受到國家重視，政府在全國范圍內先後建立了近千家國營茶場、茶葉貿易公司和進出口公司，大大提高了茶葉種植技術、茶葉產量及品質，並促進了海內外茶葉的商貿發展。此外，各地農業大學相繼開設了茶學專業，茶葉研究機構也應運而生，培養出一批又一批的茶學專業人才。而各種茶學的學術專著、期刊以及科普讀物大量發行，如《中國茶葉》、《中國茶文化》、《茶典》、《茶葉科學》、《茶醫學研究》、《中國藥茶大全》等書刊，令社會大眾加深了對中國傳統茶文化與茶療醫學價值的認識。現代茶學事業的各項進步，均是推動現代茶療發展的催化劑。

自 20 世紀 70 年代開始，世界各地的醫學機構運用現代科研方法，對茶葉進行了大量的研究。目前我們已知道茶葉中含有多種成分，如多酚類化合物、咖啡鹼、氨基酸、礦物質、維生素等，對人體發揮了治療及保健的作用。在眾多的國內外研究中，顯示茶葉不單能提神、助消化，亦有預防衰老、提高免疫力、降血脂、減肥、降血壓、消炎、抗病毒、抗過敏等功能。而茶葉在抗癌抗突變及防治心血管病變的功能，亦令各國的科學家十分雀躍。與傳統茶療比較，現代茶療融合了先進的科技，在使用的方法、劑型的創新、茶療的形式上都有很大的變化。目前，茶療已逐漸應用於癌症、中風、心臟病以及糖尿病等多種疑難疾病的預防與治療，取得了可喜的成效。

現代的中國茶療開始受到關注，出版了一些有關茶葉治病功能的書籍，如陳宗懋主編的《中國茶經》、陳椽編輯的《茶藥學》、陳祖椝和朱自振編寫的《中國茶葉歷史資料選輯》，以及朱自振編寫的《中國茶葉歷史資料續輯》（方志茶葉資料匯編），記載了大量有關資料，對茶療的貢獻很大。而在眾多專著中，林乾良、陳小憶編著的《中國茶療》敘述了茶的藥用史、茶效、成分、用法，更分科論述茶療對各系統疾病的療效（包括心血管系統、神經系統、消化系統、呼吸系統、泌尿系統等疾病以及婦產科疾病、眼科疾病、齲齒、癌症、糖尿病），及有關清熱解毒及抗老養生的茶療。更重要的是，林乾良引用了 92 種歷代典籍，歸納了茶的廿四功效，是現代學術界對古代茶療的一次重要的總結。此外，衞明、梁浩榮撰寫的《中國茶療學》強調茶療要配合中醫整體觀念及辨證論治的基本原則，把茶療從單純的經驗總結，帶到中國傳統醫學的理論層面；而且首次把綠茶、黃茶、白茶、黑茶、紅茶及青茶六大茶類的不同性味及治病功能分類列出，對日後中國茶療學的發展頗有啟發。

第三章

中國茶療法的優點及特色

傳統中醫藥學發展到現代，無論是在理論還是在臨牀上都已經相當完善，為何還要另闢一門茶療法？這是因為茶療法相對於傳統的中藥湯劑和其他療法，具有其獨特的優點和實用價值。

一、起效迅速　療效理想

一般人對茶療有一個錯誤的觀感，認為茶療是一種溫和的療法，必須長時間服用才能見效。其實，茶療所用的茶品，治療效果相當快捷，對於很多病證，如鼻敏感、頭痛、胃痛等，往往可以立即見效，使症狀得以緩解。日常飲用對證的茶品，亦能預防症狀的復發。對於一些慢性疾病，如糖尿病等，茶療一般亦能在用茶後一周左右開始見效。

茶療能做到療效顯著，原因有三：其一，茶療用茶的品質優良，茶品有足夠的內含物以發揮治療疾病的功能；其二，茶療醫師以望聞問切四診合參，辨證準確，並按患者的病證不同、體質差異，根據茶品的特殊藥性，選擇適當的茶品；其三，茶療法多經臨牀長時間的療效觀察，具備相當的經驗累積。只有具備以上因素，茶葉才能充分發揮其治療的優點。例如，如果只是隨便找一款茶來治療鼻敏感，即使該茶葉也是優良的品種，對鼻敏感亦未必有任何紓緩作用。要找好茶，亦要找對茶，茶療的療效才能達到"立竿見影"的效果。

二、資料豐富　應用廣泛

在傳統中醫藥史中，茶葉早已發揮着治病的功能。很多古代的醫書和茶書都記載着茶葉的療效，包括清熱解毒、安神醒睡、提神助思、清利頭目、去火明目、解毒止痢、解渴消暑、下氣消食、解膩消脂、解酒、療瘡瘺疹、止血、大小便不通、去痰、護齒、延年益壽及療飢等。茶療醫案亦涉及內科、婦科、兒科、眼科、耳鼻喉科、口齒科、外科、骨傷科等科疾病。

日本東北大學醫學系栗山進一(Shinichi Kuriyama)於1994年進行了一項大型研究，追訪40530名40-79歲人士達11年之久，結果顯示，一天喝五杯以上綠茶的人，死亡率比一天喝不到一杯綠茶的人低16%，死於心血管疾病的概率減少26%。喝綠茶的好處在女性身上尤為明顯，死於心血管疾病的概率減少31%。由此可見，單用一味茶葉已能取得理想的治病防病效果。

除此以外，還有不少現代科研亦證實，茶葉含有多種人體必需的微量元素和有益的活性物質，不單能提神、助消化，亦有預防衰老、提高免疫力、降血脂、降血壓、消炎、抗病毒、抗過敏、防治心血管病變、美容減肥等功能，應用範圍十分廣泛。可見，無論中西醫學都發現茶葉的治療範圍廣泛，療效亦十分理想。

三、身心並治　形神共養

茶療不僅能夠治療身體疾病，對情志疾病也有良好的調理作用。現代人生活緊張，工作壓力大，除了容易患上焦慮症、抑鬱症等情志疾病，不悅的情緒都容易誘發其他臟腑的病症，或阻礙了這些病症的痊癒。茶療能明顯舒緩情志疾病所帶來的精神困擾，一則很多茶品的內含物都有安神解鬱的功能，二則茶療蘊藏着豐富的中國傳統茶文化內涵，茶療的過程又是一個令人身心放鬆、怡情養生的精神調理過程。所以"身心並治，形神共養"既是茶療的特色，亦是茶療的內涵。

如能花少少時間，在一個優雅的環境，靜聽優美的樂曲，把茶葉放入精緻的茶具中，用沸水徐徐沖泡，看着縷縷茶煙、聞着陣陣茶香，閉目靜心品啜茶湯的甘韻……在整個過程中，人的精神專注，身心放鬆，原本焦慮浮躁的心情在備茶、泡茶、品茶的過程中自然而然便沉靜下來，除了把煩擾心神的事情拋諸腦後，使緊張的心情得以放鬆外，亦能使肉體上的疼痛不適症狀得以緩解。每天讓自己停下來，飲用有益身體的茶湯，除了對情志疾病及其他臟腑病證有良好的調理作用，亦能修養心神，使人得以"恬淡虛無，真氣從之"，便能"精神內守，病安從來"。所以茶療具有"身心並治，形神共養"的雙重作用，是一種十分適合現代都市人治病防病的一種自然療法。

四、味甘氣清　容易服用

茶葉沖泡或煎煮後，氣味清香怡人，甘醇可口，不像傳統中藥湯劑有濃郁的草藥味和苦澀味，大大消除了患者對飲用傳統中藥“苦茶”的抗拒心理，所以單是氣味一項已經是其他藥物療法不能比擬的。對於需要長期服用中藥的患者，尤其是患兒，如能以氣味甘香的茶湯代替服用傳統湯藥，可解決服藥上的困難和免除服藥上的不悅感。由於茶湯容易受男女老幼所接受，又便於長期飲用，使茶療十分適用於治療長期病患，以及一些反覆發作的慢性疾病，亦是防病保健的最佳選擇。

五、製法簡便　施治靈活

茶療的製作方法簡便，將單味茶葉放入器皿中，用沸水沖泡短時間即可飲用；或是將茶葉放入器皿，稍稍加以煎煮數分鐘，即可倒出飲用。相比傳統中藥湯劑和藥膳食療，需要較長的時間煎煮和備料熬製，茶療簡便的製作方法省卻了煎藥的麻煩，也節省了時間和精力。因此，茶療適合沒有時間煎煮中藥的繁忙都市人，以及不想長期煎藥的慢性病患者。此外，茶療還可按照病情的需要和四季氣候的變化，選擇不同的茶品，或利用存放時間的長短，改變茶品的寒熱程度，或通過控制沖泡茶湯的時間，改變藥效的強弱，靈活運用。

六、安全衛生　環保節約

茶葉是傳統的綠色健康飲品。茶葉取自於大自然中的茶樹，在製作加工過程中不需加入防腐劑、乳化劑、殺菌劑、色素等輔料，是純天然的材料，沒有化學添加的成分，故天然安全。現代環境污染問題備受關注，中草藥在種植的過程中面對施用化肥農藥、泥土及灌溉用水受重金屬污染的問題，而炮製過程中，亦開始出現違反傳統加工程序、偷工減料的困擾。因此，藥用植物從種植、炮製、運輸及保存都必須嚴謹處理，以確保成品的食用安全及衛生可靠。中國茶療法對茶樹的種植環境、種植的方法、炮製的工序、運輸處理、保存的環境及方法都有很嚴謹的要求。茶療所選用的茶樹必須種植於遠離人口稠密的地方，且該地水土未有受到污染，種植的過程中不施灑化肥農藥，加上茶葉的製作多為自然方法，免除了不必要的污染。茶療選用茶葉的要求嚴謹，除了避免藥物污染而損害身體外，所用茶葉的劑量一般只在 5-7 克，要在如此劑量完成治療的工作，茶葉本身的質量必須十分良好。如果品質不佳，或茶葉受污染影響，或不合衛生標準，不但療效大大降低，甚至造成不良後果。茶葉長期作為人們的日常飲料，已被大樣本證明對人體不易造成傷害。相對於部分中藥有傷肝、傷腎的問題，及部分西藥服後的副作用，茶療是一種十分安全的療法。任何人都可安心用茶，無論是孕婦、小孩、老人都可以茶代藥。

再者，如今中草藥治病越來越受關注，需求越來越大，傳統的貨源常常供不應求，而茶療相對用藥量較少（正常時只用一味茶葉，對於一些較為複雜的病證，雖然會多用一些茶藥，但總量卻維持相同）。沖泡茶湯時，可多次加水飲至味淡為止，既利於茶葉中的有效成分充分浸出，也節省了物料，具有積極的環保意義。

七、保存容易　價格相宜

茶飲既能治病，亦是日常生活的飲料，可長期飲用。由於茶葉每天用藥劑量只有數克，即使是一個月的藥量，存放所需空間很小。如能按照基本保存的方法，將茶葉放入適當器皿中，擺放在陰涼乾燥的地方，茶葉不容易發霉變質。不同的茶種能存放的年期不同，一般來說，綠茶只能存放一年，黃茶、白茶、青茶、紅茶能存放多年，而普洱茶、黑茶甚至可存放數十年之久。茶葉存放的年期與其品質是否優良、存放方法正確有很大關係，品質優良的茶葉，經過適當的存放，仍然能保持其治病的功能。

有些人可能有這樣的誤解，以為品質優良的茶品一定價值不菲，由於市場的供求關係，或由於人為的炒作，某些罕有的茶品或存放年份長久的茶品，在市場上售價不低。茶療用茶着重的是茶葉的治病功效，而具備療效的茶葉並不一定是罕有的茶品，亦不一定要存放數十年之久。茶療醫師選擇茶品時，必會考慮到茶品的可持續使用的問題，如果使用產量稀少或存放數十年的茶品，能處理的個案只是少數，這些茶品就不宜用於茶療了。品質優良的茶葉不一定價格高昂，相對於傳統中藥的配方，一劑茶療方往往比傳統中藥配方更為便宜，故對於需要長期服藥的患者，茶療確是一個既便宜又方便的選擇。

第四章

茶樹與茶葉

茶葉的療效取決於多個因素，包括茶葉的品種及質量、茶葉的炮製是否得宜、成品的保存時間及方法、泡茶方法是否合適，以及是否能根據中醫整體觀念、辨證論治的原則正確使用。影響茶葉質量的因素很多，本章集中介紹茶葉在未被採收之前影響茶葉生長的因素，例如茶樹的品種、繁殖方式、生長年份及生長環境等，這些因素決定着茶葉是否足以成為治病的藥物。

第一節　茶樹的起源及演變

要了解茶葉，必先從茶樹入手。按植物學的分類，茶樹屬被子植物門（Angiospermae），雙子葉植物綱（Dicotyledoneae），山茶科（Theaceae），山茶屬（Camellia）植物。目前，栽培的茶樹的種名一般稱為 Camellia sinensis。據《中國植物志》的資料，山茶科約 36 個屬，山茶屬約 20 組，有多達 280 個種，分佈在東亞北回歸線兩側，中國擁有 238 種，以雲南、廣西、廣東及四川最多，其餘生長於印度、馬來西亞、日本及菲律賓等地。

據植物學家分析，至少五千萬年前茶樹已在地球上生長。茶樹屬被子植物，在一億年前的中生代後期至新生代第三紀，才開始生長及演化；山茶科近緣植物也都在這個時期開始繁衍，漸漸形成孕育茶樹物種的適合環境。由於雲南的地理環境特殊，未有遭到冰山的襲擊，山茶植物能得以繁衍、滋生及演化。茶樹作為山茶科山茶屬植物的一員，便在中國開始繁衍。中國有關茶樹記載，最早見諸文字的是秦漢時期的《爾雅・釋木》，稱茶為"檟，苦荼"。從最早的有關茶樹的文字記載得知，中國培植及利用茶樹至少有 3000 年的歷史，但茶樹的起源在中國還要早很多。

依據茶樹物種進化的原始性，以及起源地的古老地質歷史，一般認為茶樹起源於中國雲南的東南部和南部、廣西的西北部及貴州的西南部。《中國植物志》把茶樹分類為 34 個茶種，發現除了 8 個種外，其餘 26 個種均可在雲南地區找到，並以大廠茶（C. tachangensis）、廣西茶（C. kwangsiensis）、厚軸茶（C. crassicolumna）、廣南茶（C. kwangnanica）及馬關茶（C. makuanica）等原始品種居多。此外，貴州的興義、晴隆，以及廣西的隆林、那坡，亦有大廠茶和廣西茶的蹤影。這些地區是目前發現原始茶種最多、最為集中的地方。

茶樹由原起源地慢慢地向周邊擴散，漸漸地人類開始懂得農耕，又把茶樹移植到別處。茶樹開始同源分居，各自在不同的地理環境和氣候條件下繁殖，經過一段漫長的時間，茶樹的形態結構、生理特徵、生長特性都發生改變，以適應不同的環境，因而演化成不同的品種。例如，茶樹從起源地擴散至瀾滄等地生長時，由於該地位於北緯 24 度以南，年平均溫度 18℃-24℃，大於等於 10℃年活動積溫 5000℃-7000℃，極端低溫不低於 0℃，無霜期在 300 天以上，年降水量在 1500-2000mm，屬於低緯度高海拔的南亞熱帶常綠葉林區環境，於是在這種長光照和濕熱多雨的氣候下茶樹逐漸演化，形成了大理茶（C. taliensis）和普洱茶（C. sinensi var.assamica）等具有原始特性的品種，多保持原始的喬木型態。又如茶樹在江蘇、安徽等地生長時，由於該地位於北緯 32-35 度，年平均溫度 13℃-16℃，大於等於 10℃年活動積溫 4000℃-5000℃，極端低溫可達 -15℃以下，無霜期在 200-240 天以上，年降水量在 1000mm 以下。於是在這種北亞熱帶和暖溫帶針葉及落葉闊葉林區生長的茶樹，由喬木大葉演化為灌木小葉，具有耐寒耐旱的特性。

茶樹廣泛生長於中國多個地區，其廣生特質使茶樹的品種不斷變化以適應不同氣候、水土及鄰生的環境。不同品種的茶樹，其茶葉的內含物亦有不同，這些內含物的差異造就了茶葉的不同療效，也是茶葉賴以治病的物質基礎。

第二節　茶樹及茶葉的形態

唐代陸羽《茶經》對茶樹的根、莖、葉、花、果實作了形象化的描述：“茶者，南方之嘉木也。一尺二尺，乃至數十尺。……其樹如瓜蘆，葉如梔子，花如白薔薇，實如栟櫚，蒂如丁香，根如胡桃。”遠古原生形態的茶樹，由於生長環境的不同及培育方式的改變，使其形態亦有所變化。但不同品種的茶樹仍具有共同的特性，如各種茶樹都是多年生木本常綠植物，由根、莖、葉、花、果實和種子組成。根、莖、葉屬營養器官，負責吸收、運輸、轉化、合成和貯存營養及水分；花、果實和種子屬繁殖器官，由花芽發育，至開花受精成胚，最後形成果實和種子，繁衍後代。除了根部外，其餘各器官均生長在地上。同時，由於各種茶樹的品種不同，其樹型又可分喬木、小喬木和灌木三種，不同樹型茶樹的根、莖、葉、花、果實和種子等的生長形態又同中有異。

一、喬木型茶樹

喬木型茶樹的樹幹明顯，分枝部位高，樹幹和分枝有明顯區分，樹木高大，在三種茶樹中最高，常達 3m 以上，而雲南等地區所生長的野生茶樹可高達 10m 以上。喬木型茶樹的主根發達而深，分枝角度一般較小，樹冠多為直立形；葉片大，多數品種葉長 14cm 以上，屬大葉種；外表皮較薄，一般 2-4μm，柵欄組織一般只有一層，組織細胞內葉綠體較多，光合作用較強，海綿組織較多而鬆，葉背氣孔大而細，葉色多帶黃綠，葉質多柔軟，革質層較薄，葉脈較多。

喬木型茶樹屬較原始的茶樹類型，多為古茶樹，如雲南大葉茶、海南大葉茶。喬木型大葉種茶樹生長在北緯 24 度左右，包括雲南中南、東南部和廣西南部，屬亞熱帶常綠闊葉林區及熱帶季雨林、雨林區，四季溫暖濕潤，水熱資源豐富。

二、小喬木型茶樹

小喬木型茶樹有較明顯的主幹，一般離地 20-30cm 處分枝，樹高中等。根系較發達，分枝角度較大的，樹冠呈披張形；分枝度較小的，樹冠呈半直立形。多數品種葉長 10-14cm，屬中葉種及大葉種。中葉種外表皮較厚，柵欄組織一般有 2-3 層，組織細胞內葉綠體較少，光合作用較弱，海綿組織較大葉種為少而密，葉背氣孔亦較多而密，革質層較厚，葉脈較少。

小喬木型茶樹多為較早期進化類型，大部分為栽培樹種，少部分屬野生的茶樹。小喬木型大中葉種茶樹生長在北緯 26-30 度，包括廣西和廣東中北部、湖南和江西南部、福建武夷等地，屬南亞熱帶常綠季雨林及中亞熱帶常綠濶葉林，春夏溫暖濕潤，部分地區有秋旱及冬寒的問題，影響茶樹生長。

三、灌木型茶樹

至於灌木型茶樹，沒有明顯的主幹，分支多自近地面根莖處，樹冠較矮小，分枝稠密。樹高一般在 1.5-3m，主根較淺，側根發達，分枝度一般較大，樹冠多呈披張形，葉片較小，多數品種葉長 10cm 以下，屬小葉種。小葉種外表皮最厚，柵欄組織一般有 2-3 層，組織細胞內葉綠體最少，光合作用最弱，海綿組織最少而密，葉背氣孔亦最多而密，葉色多帶濃綠，葉質多脆硬，革質層最厚，葉脈最少。

灌木型屬進化類型，多為栽培樹種，如毛蟹等。具有耐寒性及繁殖力強的特點，多見於寒冷地區，或為園生品種。灌木型茶樹亦是茶樹的變種形態，生長在北緯 30-35 度，包括江蘇、安徽、湖北中北部，以及河南、陝西、甘肅南部等地，屬中亞、北亞熱帶常綠闊葉落葉和針葉混交林區，天氣較寒冷乾旱。

由於品種不同、生長環境不同及種植方法不同，喬木型、小喬木型、灌木型茶樹的形態亦並非千篇一律。例如，喬木型茶樹的葉片一般以大葉種、中葉種為主，但亦有很少部分的喬木型茶樹的葉片屬小葉種，如古六大茶山之一的倚邦，其喬木型小葉種茶樹的茶葉，香氣高揚，是清代貢茶之一。

第三節　茶療所用茶樹的選擇

茶樹由原始野生到栽培種植，因種植方法不同、生長環境不同，以及經過自然雜交、人工雜交及育種，品種十分多。茶葉為日常飲料，市場龐大，故新育成的品種亦不少。對茶療來說，好的茶樹必須是其茶葉有良好的治療作用。而如何選擇有治療作用的茶葉，主要應考慮茶樹的品種、繁殖方法、樹齡、種植的環境及方式，以及茶樹的健康狀況。

一、茶樹的來源

中國各產茶區都有悠久的種植茶樹的歷史，都擁有不少老茶樹，其中又以雲南的老茶樹數量最多，最為集中，且茶樹品種亦最為豐富，故雲南成為茶療用茶的主要產區。雲南茶樹主要分佈在南部及西部茶區，大部分品種以局部分佈為主。同一個茶山所出產的茶葉，由於茶樹的生長環境相同，製茶師的製法工序相若，所以茶葉性味相似，茶湯色、香、味的特徵一致。例如布朗山系的茶葉普遍入口苦味較重。由於此類茶樹多在自然狀態下生長，沒有品種隔離，所以同一個茶山，可以有多個不同茶樹的品種，甚至在同一個地點，

100 平方米以內亦可以找到兩三個茶樹品種。因此，我們不能完全單靠茶山的所在地點來推斷茶葉的性味及功能。同樣，同一個茶樹的品種，因生長在不同的地方，其性味及功能亦有差異。

二、茶樹的形態

中國茶療法所選用的茶葉可從喬木型、小喬木型及灌木型茶樹而來，其中，以喬木型茶樹為多，其中一個原因是喬木型茶樹的樹根比灌木型要深，能深入地下各層，吸收各層土地的養分，使茶葉的各種成分更加豐富。喬木型茶樹也是最接近原始型茶樹的樹種，根深濶廣，其生長周期亦近於原始型茶樹，壽命很長，能活上數百歲，乃至千歲。樹齡越高，茶葉所蘊含的營養物質越豐富。至於小喬木型及灌木型茶樹，部分品種優良、茶樹健康、種植方式良好的，亦為中國茶療法所選用。

三、有性繁殖與無性繁殖

茶樹的繁殖方法有兩種，分為有性繁殖和無性繁殖。茶療法所用的茶樹多是透過有性繁殖的方法繁衍。因為有性繁殖完成了所有遺傳的過程，受父體及母體雙方的遺傳基因，茶樹生命力強，適應性廣，壽命長，具有良好的治病功效。

有性繁殖是由兩性細胞結合育生種子，也叫種子繁殖。茶樹的種子稱為茶籽。茶籽的生成是由茶樹開花結果育成而來。每年茶樹新梢上的腋芽分化成花芽，花芽在 6-7 月又開始分化，育成花瓣、花蕾、雄蕊及雌蕊等生殖器官。茶樹約在 10-11 月開花，通過昆蟲傳粉，雌蕊受精，分化為原胚與乳胚，同時發育成果實及種子。翌年的 10 月，果實成熟，果皮裂開，種子散落或或播到土中，然後萌芽生長。茶樹由開花到結果，長達 17-18 個月，因此，同一株茶樹上，上年的果實發育與當年花芽分化可同時出現，這是茶樹有性繁殖的特性。中國的茶樹開花期一般在 9-12 月，但不同品種的茶樹，花蕾開放與開花期有很大的差異。

而無性繁殖則是不經兩性細胞結合，利用茶樹的根、莖等營養器官，在人工創造的一定條件下，使之形成一株新的茶苗。茶樹是一種再生能力很強的樹種，故可利用各個器官，無論根、莖、葉，甚至細胞，都可以由這些分生組織直接進行分裂而產生新細胞，育成新茶苗。無性繁殖方法可有短穗扦插、壓條、分株等，現在茶樹的無性繁殖多以短穗扦插方法為多，將帶腋芽和 1-2 片成熟葉片、長 3cm 左右的短穗扦插在適宜的土壤中，培育成新的植株，育成率較高。壓條為扦插技術未成熟前常用的技術，直接把茶樹的枝芽壓在土中，固定一段時間，枝芽長出根，待成熟後剪斷，移植至茶園。分株是從母體茶樹分成若干帶根小叢，進行分栽。

現時大部分的密集式茶園栽培茶及新的改良品種，都採用無性繁殖方式。主要原因是有性繁殖是異花受粉，其後代容易產生變異，使茶園植株產生不一致的性狀，不便於茶園管理和茶葉採摘。而無性繁殖能保持母樹的特徵和特性，苗木的性狀比較一致，便於茶園管理，亦有利於維持和擴大優質品種的生產。

透過有性繁殖方式育生的茶樹，其器官發育完整，其中以根部發育尤為重要。只有有性繁殖的茶樹擁有主根和側根的結構，稱為定根。以插枝、壓條等無性繁殖方法種植的茶樹並沒有主根，只有不定根，分佈在淺表的土層。由於茶樹有很多物質都在樹冠與根系密切配合下合成和轉化，促進茶樹生長，故透過有性繁殖的茶樹，因定根的生長年期較長，分佈範圍較大，能深入地下各層，吸收及儲存的養分較多，茶樹較健康，茶葉品質較好，藥用價值較高。而無性繁殖的茶樹，其淺表的不定根吸收養分不足，影響茶樹的生長，並且其生長年期短，茶葉的藥用功能亦較弱。再者，由於有性繁殖育生的茶樹較為健康，對大自然的細菌、蟲害較具抵抗力，加上較少人工管理，未有受化肥、農藥等傷害。而密集式茶園以無性繁殖育生的茶樹，其茶樹本身對細菌、蟲害抵抗力較低，又多以施化肥、下農藥、重修剪等茶園管理，使茶樹的健康每況愈下。

因此，中國茶療法用以治病的茶葉，無論是採自喬木、小喬木或灌木型茶樹，都首選有性繁殖的品種。

四、樹齡

茶樹能生長數十年至數百年，甚至過千年不等。喬木型茶樹的壽命較長，如現在中國雲南擁有生長數百年，甚至過千年的野生及野放型喬木大茶樹。灌木型茶樹的壽命較短，一般只有數十年，小喬木型茶樹壽命一般在兩者之間。

茶樹的整個生育過程是根據外部形態的特徵，而劃分六個時期，包括種子期、幼苗期、幼年期、青年期、壯年期和衰老期。有性繁殖的茶樹是由種子發育而成，而種子必須經過開花結果的過程。從種子成熟開始，大約在 2-3 個月內，種子會萌發成為幼苗，幼苗出土後，漸漸長出第一片真葉，頂端出現駐芽，地上部分生長相對停止，為第一次生長休。隔 2-3 週後，茶樹再開始生長，並進入幼年期。幼年期至第一次孕育花果時期止，一般長 3-4 年。此時期頂芽不斷生長，形成主幹，分枝生長較為次要，無論是喬木型，或是灌木型茶樹，茶主幹明顯，分枝細弱，樹冠多呈直立式。同樣，此時期樹根的發展以主根為主，主根明顯，並向土層深處伸展，而側根發育在前期很弱，至後期漸漸向深處和四周伸展。

茶樹不斷生長，開始結果，步入青年期，直至樹冠基本定型為止，一般長 3-4 年。在青年期間，茶樹的主幹頂端生長減弱，側枝生長相對加強，使分枝增多，樹冠漸密。園種的茶樹因茶農會透過修剪分枝，刺激分枝生長，故園種的茶樹樹冠分枝級數較多，分枝向四周擴展較大。此外，地下部分主根隨樹齡增長而不斷分生，使側根發育茂盛，形成深根根系。茶樹樹冠發育到一定程度而定型後，茶樹進入壯年期，生長旺盛，開花結果，亦是茶葉收采的主要時期。往後，茶樹不斷生長分枝，後期出現自下而上的老化乾枯，進入衰老期。此時主幹開始衰老，根蘗萌發，不斷出現側枝更新，茶樹便在不斷衰老、不斷更新下生長，直至死亡。

茶樹的成年為第一次開花結果到出現自然更新為止。成年期的茶樹生長旺盛，品質較好。一些自然生長的古茶樹，根部較深，成年期較長，可達數百年之久。而無性繁殖的茶樹，只有不定根，一般成年期較短，大部分在 25-30 年（生長環境好的茶樹成年期會長一些）。茶樹的樹齡對茶葉的療效有很大的影響。高茶齡的茶樹具有廣而深的根，能吸收大量的養分，由於多年養分的積累及轉化，使茶葉的成分更為豐富，藥用價值也就更高。故即使是優良品種的茶樹，生長環境又十分理想，仍需要生長到一定的年份，茶葉的療效才顯著。一般而言，灌木型茶樹的樹齡較短，一般數十年，故能用於茶療的茶樹品種較喬木型和小喬木型為少。

五、生長環境

茶樹的生長環境對茶葉的品質影響也相當重要。陸羽《茶經》說："上者生爛石，中者生礫壤，下者生黃土……野者上，園者次。陽崖陰林，紫者上，綠者次；筍者上，芽者次；葉卷上，葉舒次。陰山坡谷者，不堪採掇，性凝滯，結瘕疾。”早在唐朝，已累積不少種茶的經驗，知道茶樹喜溫且濕的環境，宜生於陽崖陰林，不宜陽光直射；又認識到茶樹宜生長於肥沃而土質疏鬆、排水良好的土地，不宜生長於粘性重的黃土；野生茶樹的質量較好，園生茶樹相對次之。

茶樹是一種廣生性植物，經過幾千年的繁衍，能在生態條件變化較大的環境中生育。不同生態型的茶樹品種所能適應的環境差異亦較大。生長環境包括氣候及土壤。在中國，最適宜茶樹生長的地區在北緯 24 度左右，包括雲南西南部和廣西南部等地。這些地區溫度為 20-30℃，日平均溫度 10℃以下開始萌芽，低於 10℃便進入休眠狀態；在極端低溫 -10℃以下，及極端高溫 35℃以上生長停止；大於等於 10℃年活動積溫應高於 5000℃；年降水量在 1000mm 以上，生長季節月降水量 100mm 以上；新梢生長最適空氣相對濕度 80% 以上，屬亞熱帶常綠闊葉林區及熱帶季雨林、雨林區，四季溫暖濕潤，水熱資源豐足。一些樹齡較高的茶樹都集中在此地區生長，而茶樹亦多為自然生長，成為茶療的用藥寶庫。

次適宜地區為北緯 26-30 度，包括廣西和廣東中北部、湖南和江西南部、福建武夷山等地，屬南亞熱帶常綠季雨林及中亞熱帶常綠闊葉林區，春夏溫暖濕潤，部分地區有秋旱及冬寒的問題，影響茶樹生長，而且土壤以紅壤和黃紅壤為主，屬微酸性土質，適合小喬木型茶樹，間或有灌木型茶樹生長，其耐旱性較強，適應性較強。再北上北緯 30-35 度的地區，包括江蘇、安徽、湖北中北部以及河南、陝西、甘肅南部等地，屬中亞、北亞熱帶常綠闊葉落葉和針葉混交林區，天氣較寒冷乾旱，土壤以黃紅壤、黃棕壤、黃褐和紫色土為主，屬中性或微鹼性。此區多為灌木型茶樹，形態多樣，葉片可有大中小，耐寒性和耐旱性強。野生茶樹由於不耐寒，不耐旱，故這地區鮮有野生茶樹的蹤跡。

氣候影響樹根的生長。南方氣候溫暖濕潤，雨水充足，日照長，土層較溫暖，樹根能深入地下，吸引更多養分，故適合喬木型大茶樹生長。北方天氣寒冷，冬季結霜期較長，土層溫度較低，故北引的南方茶樹演變為根淺、植株矮化的耐寒品種，致使茶療功效亦有所不同。種植茶樹的土質如屬沙土、壤土，質地疏鬆，底土無黏磐層，茶樹的根生長得深而廣。土壤的通氣度好，排水充足，土溫在 25-30°C，呈酸性，微生物及菌根多，土層豐厚，都有助茶樹根的生長。茶樹的生長越茂盛，茶葉的品質及療效就越高。土壤通氣度差，排水不足，土溫低，呈中性或鹼性，缺乏有機物，微生物不足，土層淺薄，都不利於茶樹根的生長，茶樹亦因而較瘦弱。

優良茶樹的生長環境又多與其他同科不同屬，或同屬不同組的植物一同生長，如金花茶、紅山茶、油茶、大頭茶、舟柄茶、木荷、厚皮香等。這些植物可作木材、榨油、觀賞之用，但其芽葉不能作茶飲。優良茶樹需與其他植物混雜生長，各植物之間的生長代謝物質能互相交換，使生長環境得以平衡，如此茶樹才能健康生長。反之，密集式的茶園並列的全是茶樹，沒有其他植物共同生長，如此單一化的環境，使得生長環境失去制衡，不利茶樹成長。

六、種植方法

適當的種植方法對茶樹的健康極為重要。茶療不用密集式茶園的栽培茶，除上述的種種因素外，亦因為不少這些茶園的管理不當，種植方法如修剪、施肥、下農藥等，使茶樹的品質下降，導致茶葉失去治病的能力。

過度採收及修剪不當嚴重影響茶樹的健康。茶樹從根部吸收泥土中的養分及水分，由葉片進行光合作用及呼吸作用，生產各種營養物質輸送及儲存在各個器官中。大部分植物用作食用的都是果實這些生殖器官，茶樹所利用的部分為屬於營養器官的茶葉，若茶葉收採過量、過早收採或修剪不當，茶樹無法進行光合作用及呼吸作用，便會失去足夠的養分繼續生長，從而使茶樹的健康受到不良的影響。優良茶樹一般不作太多修剪，採收亦適度，以保留足夠的營養器官。茶樹健康生長，茶葉品質才會優良，治病的功能才明顯。相反，茶園管理如果只顧茶葉的產量，通過不當的收採，或過度修剪以刺激樹冠生長，加大產量，使得茶樹營養不足，那麼，茶葉品質便大大下降。

優良的茶樹由於生長健康，往往不需人工施肥。密集式的茶園由於提高產量的需要，都為茶樹額外進行施肥。肥料可分為有機肥料及無機肥料，施肥可直接用於土壤，或灑在葉片上。不少茶農為了增加產量，過量施用肥料，或施用不合適的肥料，使土壤過度酸化及鹽化，破壞土壤微生物生態系統，影響茶樹的生長，使茶葉的品質下降。其次是茶樹的吸收利用率低，只佔肥料的三四成，其餘部分固定在土壤中，還有部分經揮發、分解、滲漏淋溶，移出土壤。固定在土壤中的肥料污染茶園土壤，除了使土壤酸化及鹽化外，部分化肥還含有一定量的重金屬，污染土壤。長期使用化肥，還會使土壤有機物質含量下降，蓄水保肥的能力下降，致使肥料的吸收利用率降低。此時再加大施肥的數量，只能是惡性循環，更不利茶樹生長。

施肥不當可使土壤酸化，而土壤中原來含有的礦物質，亦容易游離出鉛等重金屬，被茶樹吸收。加上部分茶園離民居太近，或一些風景區的茶園，由於太多汽車來往，汽車尾氣中的鉛隨空氣飄移，散落在茶葉上或土壤中，亦可被茶樹吸收。在各種重金屬中，鉛是茶葉中常發現的重金屬。雖然鉛在茶樹內的活性低，且茶樹由根部吸收，向莖、葉部分輸送的比例低，在茶湯的釋出量亦較少。但茶葉作為一種長期飲用的飲品，日積月累，對身體的影響也不能忽視。故茶療所用的優良茶樹除不施用化肥外，其生長的地點也必須是遠離公路的偏遠地方。

優良的茶樹還需注意不可使用生長激素。部分茶農為了增加產量，尤其是為了使茶樹早日發芽，使用催芽劑等生長激素，刺激茶樹萌發新芽。生長激素殘留在葉芽上，滲入茶樹及土壤中，影響茶樹的代謝及生長，茶樹易出現早衰現象。過早催生的芽葉，新梢生長力弱，而且缺乏由土壤而來的養分，未能像正常新梢一樣健康生長，容易形成夾葉，葉面面積細小，營養成分不足，茶葉應有的內含物亦減少。此外，為了增加茶葉的重量，還有人使用一些生長激素使葉面面積增大，葉片變薄，茶葉內含物減少，造成品質下降。如此一來，茶葉的治病功能不單大打折扣，對身體也有百害而無一利。

最後，不得不談談農藥。農藥是用以抑製茶園的雜草生長，以及防止、治療茶樹所受病菌及害蟲的傷害。無論是殺草劑、殺菌劑或殺蟲劑，還是化學農藥或生物農藥，對土壤及空氣的污染、茶樹的生長、茶園的生態平衡、飲用者的健康都帶來負面的影響。農藥部分沉積在芽葉表面，部分滲入茶樹內各組織，而且噴灑的過程中，超過七成的農藥流失到土壤中，部分由根部再吸收到茶樹中。此外，部分農藥污染水源，或隨空氣漂移，間接地又回到茶樹中。農藥影響茶樹的生長，影響茶葉內含物的生成及轉化，降低茶葉的治病功效。即使沒有農殘超標，對於應給人帶來健康的藥品而言，還是可免則免。

除了注意茶園本身的管理，做到不施化肥，不下農藥及激素外，亦要注意茶園土壤、水源、空氣本身是否已受污染。污染來源除了茶園本身之外，亦有可能來自周邊的工業園區、農地或民居。

第四節　產地不同對茶葉藥用性質的影響

茶樹的產地不同，生長環境不同，水土不同，對茶的性味以及藥用功能都有所影響。《本草綱目拾遺》記載“羅”(即顧渚紫筍）喜陽光，“洞山南向，獨受陽氣，專稱仙品”，故顧渚紫筍性不寒，適合“滌痰清肺，除煩消臌脹”。至於台灣的水沙連茶，生於“深山中，眾木蔽虧，霧露濛密，晨曦晚照”，故“性極寒”，“療熱症最效，能發痘”。現代出產的茶葉，分佈於四大茶區 —— 西南茶區、華南茶區、江南茶區及江北茶區。西南茶區及包括雲南、四川、貴州及西藏東南部，華南茶區包括廣東、廣西、福建、台灣、海南等地。這兩區由於平均氣溫較高，冬天不寒冷，故寒性較低。江南茶區包括浙江、湖南、江西等地，江北茶區位於長江中下游北岸和河南、甘肅、山東等省。這些地區冬季氣溫較低，最低可達 -10°C，故茶葉寒性一般較強。

歷代典籍都記載茶葉味甘苦，其實大多數茶葉除甘苦味外，本身或具有酸、鹹味，少部分更具有辛味。產地和品種的不同，對茶葉各味的偏重有很大的影響。以雲南產茶區為例，南糯山出產的茶葉甘味較重，南糯山以東的勐臘的某些茶葉帶有酸味，南糯山以南的布朗山出產的茶葉苦味較重，南糯山以西的巴達山的某些茶葉略帶辛味，於南糯山以北的臨滄出產的某些茶葉略帶鹹味。這些茶區的五味分佈與傳統五行的理論不謀而合。傳統中醫以五行配五味、方位、季節、五臟等等。《素問·陰陽應象大論》記載"東方生風，風生木，木生酸，酸生肝"；"南方生熱，熱生火，火生苦，苦生心"；"中央生濕，濕生土，土生甘，甘生脾"；"西方生燥，燥生金，金生辛，辛生肺"；"北方生寒，寒生水，水生鹹，鹹生腎"。雲南產茶區的五味分佈在某程度上符合中央土生甘，東方木生酸，南方火生苦，西方金生辛，北方水生鹹的五行規律。

第五章

茶療用茶的製作

《茶經》有言："採不時，造不精，雜以卉莽，飲之成疾。"因此，若要發揮治病功能，茶葉亦與其他中藥一樣，在採收和炮製工序上，必須十分謹慎。鮮茶葉味苦性寒，必須加以炮製，使其性味改變，以適合於治療各種病證，便於臨牀應用。傳統的製茶工序都着重於提高茶的色、香、味，使飲用茶品成為一種享受，而對於茶療來說，茶葉必須有正確的採收工序，才能確保鮮茶葉的質量，炮製的首要重點在於按治療需要，把鮮茶葉加以炮製，使其能充分發揮治療作用。茶葉採摘是否恰當、炮製是否恰當、炮製的方法的不同，都直接影響其藥效。因此，中國茶療法的醫師除了使用坊間已炮製好的茶品外，更多是按照治病的需要，在製茶工序上做精心安排，以到達預期的治療效果。

第一節　茶葉的採收

採收是製茶的開始，採收不當，原材料不良，無論炮製工藝如何精進，亦難有療效。再者，茶葉的採收，又如農作物的收穫，採收不善，不但影響當年收成多少，也會損害茶樹，妨礙茶樹的發育。所以，茶葉採收的季節、時間、技術等，影響着茶成品當年的收成、質量及茶效，亦影響着茶樹的成長，以及日後該茶樹的所有茶葉質量。用於茶療的茶樹品種很多，各地茶區均有適合當的品種、天氣、地理、人手等條件而發展出一套最有效的採收方法，包括採收的日期、時間、手法等等。中國茶療法對所用茶葉有一定的採收要求，一般都應遵循各地茶區的採收時間及方法。

一、採收的季節

古代採茶作藥，沒有多少採收的技術及要求，但隨着茶作為日常飲料，茶療亦日漸成長，對採收的重要性便有進一步認識。唐代《茶經》說："凡採茶，在二月，三月，四月之間。"明代許次紓《茶疏》說："清明太早，立夏太遲，穀雨前後，其時適中。"程用賓《茶錄》記載："問茶之勝，貴知採候。太早其神未全，太遲其精復渙。前穀雨五日間者為上，後穀雨五日間者次之，再五日者再次之，又再五日間者又再次之。白露之採，鑒其新香；長夏之採，適足供廚；麥熟之採，無所用之。”雖然至明清兩代，茶葉的採收已有四季採茶，但前人認識到春茶的品質較好，採茶以立夏以前尤多。

中國茶療法所用的茶葉都是春茶。《黃帝內經》曰：“春生夏長，秋收冬藏，是氣之常也，人亦應之。”萬事萬物應四時之氣而生，茶樹亦然。茶樹經過冬天陽氣內藏，其蘊含着最多的營養成分，待春天萬物生長，則茶葉所含的內含物最為豐富，而療效亦最理想。故春茶性寒中帶有陽氣，寒性較低。在五味變化方面，春茶經秋冬休養生息，陽氣充足，春梢芽葉肥壯，色澤翠綠，其香氣較醇厚，甘味濃郁。從茶樹的植物學層面上看，茶樹在冬季休眠期，茶芽因低溫而不萌發，大量的營養成分累積在茶樹體內，養分充足，待春季氣溫回升，又有充足的水分，茶樹便大量萌芽，故春茶產量豐碩，而茶芽及茶葉內的成分相對充足；加上春天氣溫相對較低，有利於芳香物質的合成及積累，所以春茶滋味鮮醇，香氣高，而療效亦顯著。現代研究證實，同一個茶品，春茶中的氨基酸含量最高，茶多酚含量較低，酚氨比明顯低於夏秋茶，故口感較好，品質較佳。

夏茶品質不如春茶。夏季萬物處於成長之期，大地的陽氣從土地中散盡，散落在空氣之間，土地處於陰氣最重之時，故雨水後採收的茶葉，其寒性較重。夏天氣溫高，芽葉生長過於快速，養分相對不足，能溶解於茶湯的內含物減少，滋味、香氣比春茶低；加上日照較強，苦澀味的茶多酚含量較高，其苦寒之性較重，脾胃較虛人士不宜飲用。

至於秋茶及冬茶，由於秋冬時，土地的陽氣處於開始蘊藏期間，故茶樹所得的陽氣介乎春茶與夏茶之間，其寒性高於春茶，而較夏茶為溫。秋茶的氣候條件在春夏之間，由於茶樹在春夏兩季生長，新梢芽養分不足，所以茶湯的內含物減少，滋味和香氣較為平和。茶樹在冬季生長緩慢，新梢芽養分逐漸增加，茶湯滋味醇厚，但茶湯內含物比春茶仍少。

中國茶療法只以春茶為藥，尤以春季第一次採收的茶葉入藥，因為春茶得秋冬收藏之陽氣，春梢芽葉肥壯，色澤翠綠，葉質軟，幼嫩芽葉毫較多，質量較夏茶好，故療效亦較高。至於確實的採茶日期，則按茶樹的品種、茶區的天氣、種殖的海波高度等因素，每個茶區的日期都有所不同。例如：雲南、桂南一般在三月末或四月初開始採收，武夷茶區在四月中才開始採收。同一個茶區，亦可因每年氣候不同，採收日期有少許改變。此外，海拔高的，氣溫較低，採收較遲；而海拔較低的，氣溫較高，採收較早；向陽生長的，氣溫較高，採收略早；向北生長的，氣溫較低，故採收略遲。

二、茶葉的老嫩

影響茶療功效的一個決定性的因素是鮮茶葉的老嫩。《茶經》說：“茶之筍者，生爛石沃土，長四五寸，若薇蕨始抽，凌露採焉。茶之芽者，發於叢薄之上，有三枝、四枝、五枝者，選其中枝穎拔者採焉。”正確的採摘及加工工序，可使茶葉外形美觀，以及儘盡發揮其茶葉內含物的功效。

採收的鮮茶葉愈嫩，其所含各種有效成分愈多，療效亦愈佳。茶葉的有效內含物，均隨茶葉之長大而減少，故嫩葉有效成分含量比老葉為多。嫩葉由分生細胞組成，細胞小而細胞膜較薄，原生質濃度較高，細胞間空隙小，故炮製完成的茶品，條索整然，不易破碎，茶湯、滋味、香氣都較佳。老葉由永久組織之細胞所構成，細胞大而細胞膜較厚，由木栓質角皮質纖維組織所構成，原生質濃度減低，細胞間空隙大，製成品多為碎末，茶形粗鬆，茶湯、滋味、香氣都不及嫩葉。

宋徽宗《大觀茶論》記載：“凡芽如雀舌穀粒者為鬥品，一槍一旗為揀芽，一槍二旗為次之，餘斯為下。”此論認為採用一芽一葉為上品，一芽二葉次之。中國茶療法所用的葉芽，有的只以芽入藥，亦有一芽一葉、二葉或三葉。一芽四葉或以上的茶品，品質不佳，療效亦減低，故不宜作茶療之用。

三、採收的方法

由於中國茶療法所用的茶葉並非來自大量生產的密集式茶園，採收多以人手操作。按茶品的需要及樹冠的形態，決定採茶的手法。人手採收茶葉能以採茶者的肉眼分辨茶葉的老嫩，標準劃一，故採收的茶葉質量較好。手法正確可避免對茶樹的不必要損害。缺點是成本高，人手不足，以致難以做到及時採收，產量較低。

採收的過程中，為防止茶葉變質，亦應注採收時要使芽葉完整，不可緊壓茶葉，放置茶籃亦不可緊壓，避免芽葉破碎、葉溫增高；採下的鮮葉要放置在陰涼的地方，並及時進行適當的製茶工序；運送鮮茶葉時，容器應注意衛生、透氣及沒有異味。此外，還需注意，要有足夠的留葉數量，若採收太過，留葉太少，茶樹的葉面積減少，光合作用不足，影響有機物質的累積，進而影響茶葉的產量及品質，茶效亦有所減退。相反，採得過少，留葉過多，消耗茶樹的水分及養分，造成樹冠鬱閉，分枝少，發芽密度減少，亦會影響茶葉的產量及品質。

第二節　茶葉炮製的目的

中國人飲用茶的歷史超過三千年，人們最早使用茶葉，是“生煮羹飲”，並沒有進行任何加工，直接煮飲。後來，人們為了在茶葉生長停止的秋冬季節飲用茶葉，便把鮮茶葉曬乾，以便貯藏。隨着飲用茶葉的人漸多，製茶的技術的進步，茶葉的加工從單一工序曬乾，逐漸發展出殺青、萎凋、渥紅等工序，以去除茶葉的苦澀味、草青味，增加茶的香氣及滋味，同時亦改變了茶的性味及治病功能。

茶葉炮製的目的大致可以歸納為如下幾個方面：

1. 乾燥藥材，便於貯存。無論是綠茶、白茶、黃茶、紅茶、黑茶及青茶，經過了不同的製茶工序後，最後都要有乾燥的過程，如通過烘焙乾燥、鍋炒乾燥、日曬乾燥等處理，使茶葉水分減少，防止霉變或腐爛，便於保存，久不變質。

2. 改變形狀，便於貯存。茶葉的造形可分散茶、團塊形茶。散茶的形態可以是捲曲條形、扁形、圓形、顆粒形、花朵形等，而團塊形茶可以是磚形、碗形、餅形、枕形等。改變茶葉的形狀，有利於茶葉的貯存。

3. 穩定療效。鮮茶葉味甘苦、性寒，能清熱解毒。收採後的鮮茶葉如未有加以處理，茶葉內的酶會發揮催化作用，使茶葉發酵變紅，從而寒性降低，清熱解毒的功能亦有所影響。殺青的工序可以在短時間內通過高溫破壞酶的催化作用，停止發酵，保存茶葉內原有的寒性，穩定茶葉的清熱解毒功能。

4. 改變性能或功效，擴大應用範圍，使之能適應病情的需要。鮮茶葉味甘苦、性寒。茶葉的加工工序中，渥紅、渥堆、乾燥等工序，都使茶葉的寒性有所減退，甚至使一些茶葉有溫通的功能，從而增加了茶葉能治療的病種，亦使其適合一些體質偏寒的人士飲用。

5. 純淨茶葉，保證品質，區分等級。採收茶葉的過程中，鮮茶葉或會夾帶沙石及其他異物，只有除去這些雜質，使藥物純淨，才能確保用量準確、利於服用。再者，在炮製的工序中，區分茶葉的老嫩，可方便之後工序如揉捻、乾燥等的處理。對於品質不同的茶葉，必須分揀，區分優劣等級。

第三節　各種茶類的炮製

明清以前，人們只懂得以蒸青、炒青、烘青、曬青等工序，將茶葉製成綠茶。明清開始，製茶的工藝有很大的改進，發明了很多新的製茶方式，基於炒製綠茶的經驗，發展出黃茶、黑茶、白茶、青茶、紅茶、普洱茶等製法。各種製法的演變，除改變了茶葉成品的外形、香氣，茶湯的色澤、滋味及香氣外，對於茶的性味、歸經，以及治病的功能都有所改變。中國茶療法炮製茶葉的工藝都是沿用傳統製茶的工序，不同的是，茶療師會按需要對工序作出微調，以達到增加治療效果的目的。茶療師對茶的炮製亦必須有深入的認識，重點是要清楚知道每個製茶的工序，對茶葉的性味、功能起着甚麼作用。

中國現時製茶技術可製作出多種不同的茶類，包括綠茶、白茶、黃茶、紅茶、黑茶、青茶及普洱茶。這些茶類的分別，除了茶湯顏色上的差異以外，最重要的是它們的炮製方法不同。

各茶類的基本製作工序如下：

1. 綠茶類　鮮葉→殺青→揉捻→乾燥
2. 黃茶類　鮮葉→殺青→揉捻→悶黃→乾燥

3. 黑茶類　鮮葉→殺青→揉捻→渥堆→乾燥及緊壓

4. 白茶類　鮮葉→萎凋→乾燥

5. 紅茶類　鮮葉→萎凋→揉捻→渥紅→乾燥

6. 青茶類　鮮葉→萎凋→做青→炒青→揉捻→乾燥

7. 普洱類

鮮葉→萎凋→殺青→揉捻→乾燥及緊壓（生茶）

↳渥堆→乾燥及緊壓（熟茶）

各種茶類的基本製作工序包括殺青、揉捻、萎凋、渥紅及做青、渥悶（渥堆及悶黃）及乾燥六道工序。不同的茶類選取其中幾道工序，如綠茶、黃茶、黑茶以殺青工序開始，而白茶、青茶、紅茶等以萎凋工序開始，而所有茶類都以乾燥為最後一道工序。不同的工序的組合及次序製造出不同的茶類，而相同的工序，由於工序的技術控制不同，茶品的滋味、性味及功能亦有所差異。

一、綠茶

明清以前，人們所飲用的茶絕大多數都屬於綠茶。人們把鮮茶葉摘下，以日光曬青、蒸青等方法，把茶的青草味及苦澀味去除，然後把茶葉曬乾或風乾，這是現代綠茶的雛形。現時炒青綠茶的工序，與明代相若，都是把摘下的鮮茶葉，殺青抖抄，散去水氣，然後攤放或通氣散熱，進行揉捻，再以炒乾或烘乾方法，把茶葉乾燥成品。

殺青

殺青是決定綠茶性味的最重要工序，也是製綠茶的第一個工序。青是指鮮茶葉。殺青的意思是使茶葉迅速加溫，破壞茶葉的組織，以徹底破壞酶的活性，制止酶促作用，即抑制發酵，使茶葉保持固有綠色，保留最多的多酚類化合物；同時使葉綠素從葉綠體中釋放出來，在茶葉沖泡時，更容易溶解在茶湯之中，使茶湯色碧綠，葉底翠綠。此外，殺青可去除青草氣，增加茶葉的香氣及滋味，又減少茶葉內的水分，使茶葉變軟，方便進一步加工。

針對綠茶的科學研究證實，經過殺青的工序，綠茶保留了多酚類化合物及蛋白質。殺青這道工序破壞了酶的催化作用，停止了發酵，使鮮茶葉內含物變化減至最少，茶葉苦寒之性不會因發酵而降低。在各種茶類中，只有綠茶、黃茶、黑茶及普洱茶有殺青的工序。綠茶之外，其他的茶類在殺青工序後，都會進行不同程度的發酵工序或氧化過程。因此，綠茶在眾多茶類中，最能保存鮮茶葉的原有苦寒之性，使其清熱瀉火功效比其他茶類要好。

綠茶殺青一般以高溫殺青，一般要求於 1-2 分鐘內加溫至 85°C 以上，鍋溫多在 200°C 以上。殺青的方法不同，茶葉葉溫升高的速度不一。例如：蒸青過程中，葉溫升高較慢，茶葉內含物轉化時間增長，而鍋炒殺青，葉溫升高較快，茶葉內含物轉化時間便較短，故茶成品的茶多酚含量，蒸青比炒青少。茶葉的性味由眾多內含成分的結合而定，茶多酚只是其中一種。殺青過程中，茶葉內含物轉化的時間越短，茶葉的性味與鮮茶葉越接近，故苦寒之性越重。因此，在製造綠茶時，亦可以從調整工序的操作（如控制火溫、殺青時間、投入葉量等）入手，改變茶葉的性味，提高療效。

揉捻

揉捻是把茶葉搓揉，使茶葉面積縮小捲成條形，或團揉成半球型或球型。揉捻是做形的工序，除了少部分綠茶不進行揉捻工序外，一般在製綠茶過程中，都有揉捻的工序。綠茶在殺青後進行揉捻，目的以造型為主，同時揉破茶葉細胞壁，使成分易於溶解，以利及沖泡，故揉捻對綠茶的性品味影響較小。

揉捻可分熱揉、冷揉。熱揉是指殺青後，葉子不經攤涼趁熱揉捻。冷揉是指殺青後，葉子經過一段時間放涼，使葉溫下降到一定程度後，再進行揉捻。老葉含纖維素較多，適合熱揉，利於塑形，但內含物轉化較多。嫩葉如果熱揉，葉綠素容易被破壞，使茶湯容易變黃，產生低悶味，故宜冷揉。由於茶療所用的茶葉多為嫩葉，同時由於綠茶的內含物轉化不宜多，故以冷揉較多。

乾燥

乾燥是所有茶類的最後一個工序，以炒乾、烘乾、熱風、日曬、紅外線乾燥、微波乾燥等方法，減少茶葉內的水量分。乾燥工序減少了葉片水分，使茶葉便於存放，同時，因受熱力及水分減少的影響，雖抑制了酶促反應，停止發酵，但熱化學變化亦使茶葉的內含物有不少變化。此外，加溫乾燥還可以消除悶氣味及青草氣味，增加茶香。所以，乾燥並非單純是一道去除水分的工序。利用不同溫度、時間進行乾燥，對茶葉的性味影響很大。

乾燥工序是影響茶葉寒熱性質的重要因素。乾燥過程中，除了水分蒸發，葉片亦發生復雜的熱化學變化。鮮茶葉性本偏寒，各種乾燥方法都會使茶葉的寒性降低。乾燥的溫度越高，以及乾燥程度越高，寒性降低的程度越大。剛完成乾燥工序的茶葉，因茶葉火氣太重，不宜立即飲用。乾燥不當，乾燥不足，茶葉水分過多，則容易潮濕發霉，不利於存放。乾燥太過，出現老火味，焦氣味、煙氣味，則使茶葉燥熱程度太強，不宜飲用。一般而言，採用低溫乾燥方法，所用的時間較長，茶葉的內外水分得以充分除去，故即使存放良久，其寒熱性質不會有太大改變。相反，如果急於完成乾燥工序，以高溫把茶葉加以乾燥，往往茶葉的外表乾燥完成，但內里水分仍在，在內的寒性不退。這些茶葉，存放一段時間，外表熱氣減退後，其內在寒性浮現，性質便大所不同了。可見，乾燥能令茶葉的性質發生很大的變化，因而對其治病功效的影響很大。

二、黃茶

古代文獻早有對黃茶的記載，但當時的黃茶是指茶樹的特殊品種，即茶樹本身的芽葉自然發黃而得名。後來，人們在綠茶的製茶工序中，發現殺青後或揉捻後，不及時乾燥或乾燥程度不足，葉質變黃，導致茶葉及茶湯變黃，有別於綠茶滋味的新茶，便是黃茶。黃茶的炮製方法是在綠茶製作工序基礎上，先把鮮茶葉殺青、揉捻，然後再進行黃茶獨有的工序“悶黃”，最後乾燥成品。

殺青及揉捻

同綠茶一樣，製作黃茶需要先把鮮茶葉高溫殺青，工序相若。不同的是，部分黃茶殺青時，投葉量偏多，鍋溫偏低，時間偏長；如為炒青，操作時少拋多悶，即減少葉片在鍋內快速翻動，增加葉片平均攤放在鍋中加熱，使茶葉處於濕熱條件下時間較長，葉色略帶黃色，以利於之後的悶黃工序。

揉捻不是黃茶的必要工序，部分黃茶，如君山銀針、蒙頂黃芽等黃茶不進行揉捻，而霍山黃芽、鹿苑毛尖、北港毛尖等黃茶只在殺青後期在鍋內輕揉，沒有獨立的揉捻工序。進行揉捻的黃茶一般採用熱揉，即茶葉在殺青後，葉子不經攤涼趁熱揉捻，使茶葉在濕熱環境下容易揉捻成形，同時有利於加速悶黃的進行。

悶黃

悶黃是黃茶獨有的工序，在茶葉經過殺青、揉捻後，或在殺青後，用紙把茶葉包好，堆在一起，放在一定的溫度及濕度下，使茶葉中多種內含物發生酶促反應，催化茶葉氧化，葉綠素銳減，從而茶葉轉為黃色。這使得茶葉水浸出物亦有變化，產生黃茶獨有的杏黃湯色及醇厚爽口的滋味。

研究指出，黃茶在受熱化作用過程中，葉綠素大量破壞，葉內的黃色物質得以顯露，而茶葉內多酚類化合物的含量亦較綠茶少，其中，脂溶性黃烷醇類大量減少，水溶性多酚類化合物減少並不多。鮮茶葉進行了殺青的工序，先破壞了茶葉內酶的活性，停止了發酵的過程。此時，茶葉寒性較重，經過黃變的過程，茶葉的內含物氧化轉化，苦寒之性降低，故黃茶比綠茶的苦寒之性為低。悶黃的程度往往使各種黃茶的性味有所差異。每一種黃茶的黃變亦要求不同，可從通過控制悶黃的時間、含水率、葉溫等，使悶黃的程度不同。黃變程度越大，苦寒之性降低越多，茶品便較為溫和。

乾燥

黃茶乾燥以炒乾和烘乾為主，其操作有一大特色，即乾燥控制的溫度比其他茶類為低，且多為先低後高，低溫使茶葉水分散失速度減慢，有利於在濕熱的環境下，一方面進行乾燥，一方面繼續悶黃。因此，炮製黃茶時，亦可以通過乾燥工序控制黃變程度，進而影響黃茶的性味及療效。

三、黑茶

黑茶有兩大概念，首先是在宋代開始，由四川綠茶運銷西北，為方便運送，故蒸製壓縮，成為邊銷團茶。由於運送需要時間，加上途中濕熱天氣，使茶葉濕堆變黑，於是人們有了變色的認識，發明了黑茶的製茶工序。後來，人們開始在綠茶的殺青、揉捻後，把茶葉渥堆，使茶葉變為黑色，然後烘乾，成為黑毛茶。黑茶的炮製方法是先把鮮茶葉殺青、揉捻，然後進行黑茶獨有的"渥堆"工序，最後乾燥成品。

殺青及揉捻

黑茶的殺青工序與綠茶相若，不同的是，為配合渥堆的這個後發酵的工序，多以低溫殺青。除投葉量偏多，鍋溫偏低，時間偏長外，部分黑茶會灑水，悶炒、透炒交叉進行，或加蓋悶炒。

黑茶殺青後，在葉溫仍高時，便進行熱揉，利用濕熱作用，使茶葉的內含物產生熱化學反應，產生獨特的香氣及滋味。由此可見，揉捻除了達到造型的目的，其產生的濕熱，有利於渥悶的過程。因此，為了提高茶成品的品質，配合不同原材料的炮製需要，不少黑茶都會進行多於一次的揉捻，有初揉、複揉之分。

渥堆

茶葉在殺青、揉捻後，便進入渥堆工序，把茶葉攤放在渥堆房，在茶葉上添加菌種以助發酵，並潑水增加茶葉濕度，同時以布覆蓋。添加菌種、潑水、覆蓋之後，利用茶葉外在的微生物，透過濕熱作用，使茶葉的內含物發生熱化學反應，進行合成及分解，並分泌各種胞外酶，使葉中內含物發生酶促反應。部分人稱這一過程為"後發酵"。黑茶屬於僅次於紅茶、發酵第二重的茶類，產生低刺激的口感、醇厚的味道、深紅或黑色茶湯。

科學研究指出，在渥堆的過中，葉綠素幾乎全部降解，類胡蘿蔔素也有較多降解；大部分茶多酚氧化聚合成水溶性有色產物茶黃素、茶紅素及茶褐素，茶葉內多酚類化合物的含量亦遠較綠茶和黃茶少。黑茶多以低溫殺青，多次揉捻，茶內含物的轉化時間較長，使茶葉發酵，把茶葉的苦寒之性進一步降低，與紅茶同屬溫性較重的茶類。黑茶的性味主要來自渥堆工序，不同的渥堆操作，渥堆溫度、濕度、時間的控制，以及堆葉的厚度、翻動的次數、渥堆的次數等等，都影響着黑茶的性味。

乾燥及緊壓

黑茶乾燥以日曬、炒乾和烘乾為主，其操作與其他茶類相若。由於黑茶為後發酵茶，故黑茶亦可用通過累加濕坯的烘焙方法，將茶葉加火烘焙。當葉溫升高時，加上濕坯使葉溫下降，再加火烘焙，反覆操作，茶葉溫度經過幾升幾降，使黑茶在乾燥的同時，繼續發酵，有利黑茶的品質。

黑茶可以是散茶，但更多是緊壓成圓形、磚形茶餅，以方便運送及存放。緊壓茶的工序包括稱茶、蒸茶、壓緊、退模、乾燥及包裝。黑毛茶原料本身已經過渥堆工序，已經歷重度發酵，之後的濕熱作用，會使茶葉的內含物轉化較少。但對於茶療來說，在每個工序中，茶葉內含物輕微的轉化，對茶成品的性味亦有輕微的影響，因此在治療上亦可配合各種病證的需要，協調各個工序，使茶成品更能對證用茶。

四、白茶

白茶亦有兩大概念，一是指茶樹品種芽葉白毫多，披滿全葉，如福鼎銀針白毫；另一概念是以製法而言，明代人們發現在炒綠茶時，茶芽容易炒斷炒焦，嘗試把茶葉收採，攤放後直接烘乾，便成了白茶。白茶製造方法雖說是明代才確立，但在漢代或以前，人們把鮮茶葉摘下，乾燥以便存放，而未能及時乾燥的，便把茶葉攤放片刻，這種做法，便是白茶的雛形。

白茶是各茶類中工序最簡單的一類。白茶只有萎凋及乾燥兩個工序，把鮮茶葉摘下，在一定溫度、濕度及通風等條件下攤放，使水氣蒸發，並經歷微發酵，然後再進行乾燥。

萎凋是製作白茶工序的重點，而乾燥工序與一般綠茶工序相若，故本節不再重複說明。

萎凋

萎凋是把鮮茶葉在一定溫度、濕度及通風等條件下，薄薄均勻攤放，使水氣蒸發，以達到減少茶葉內水分，使茶葉變軟，方便揉捻的工序；同時，促進葉內酶的活性，使茶葉變為適於發酵狀態。此外，萎凋亦可減少烘焙時必需蒸發的水分量，去除青草氣，並配合往後的工序，增加茶葉的鮮爽滋味及香氣。萎凋時，鮮茶葉內水分減少，細胞失去膨脹狀態，葉質變柔軟，葉面積縮小。葉內含物在萎凋過程中水解、氧化，改變茶成品的香氣、滋味、湯色，以致治病功能的轉變。

有關白茶的科學研究指出，白茶在萎凋的過程中，葉綠素在葉綠素酶的作用下發生分解，部分多酚類化合物氧化成有色聚合物，而氨基酸含量有所增加。綠茶、黃茶先把茶葉殺青，故茶葉的內含物轉化較少，故性味偏苦寒。白茶是僅次於兩者之後，亦屬於寒性偏重的茶類。白茶萎凋較重，萎凋使茶葉內含物水解、氧化，苦寒之性因而降低，但由於白茶的發酵程度輕，所以屬於偏涼的茶類。此外，萎凋的程度不同，所產生的香氣也不同。香氣不同表示其芳香物質的差異，其療效亦有不同。

白茶的炮製工序只有萎凋及乾燥，鮮葉在萎凋的過程中輕度發酵，發酵程度在 5-10% 之間，萎凋後隨即乾燥。而白茶的性味又可以從控制萎凋的各個細節中加以調控，包括：萎凋環境的溫度、濕度、萎凋時間、風力、攤葉厚度、翻葉次數等等，以控制發酵程度，改變性味，從而配合病證的需要。

五、紅茶

人們從黑茶渥堆中認識到發酵的技術，發展了渥紅工序，使茶葉發酵變紅，茶湯滋味、色香大大改變。明代開始製造紅茶，製造出特有松木煙熏的小種紅茶。到清初，小種紅茶又發展到工夫紅茶，廣受歡迎。紅茶的製造工序包括萎凋、揉捻、渥紅及乾燥。在各個工序中，渥紅是令紅茶性味轉化的主要工序，但對於紅茶來說，萎凋、揉捻的前期工序，對渥紅發酵亦十分重要。

萎凋

紅茶以萎凋為第一個工序。紅茶萎凋如白茶一樣，目的是減少葉片水分，使其變軟及增加芽葉的韌性，便於之後的揉捻工序；而萎凋過程中，葉溫升高，鮮葉的含水量減少，內含物水解、氧化，為之後的渥紅工序作準備。製茶工序實踐證明，葉片不經萎凋，或用其他方法使用快速失水，都不能製作出紅茶的特有滋味及香氣，使品質降低。相對於白茶而言，紅茶的萎凋較輕，因萎凋太重，茶葉條索緊細，香味稍淡，湯色稍暗，影響品質。紅茶萎凋以含水量為 60-62% 為宜，葉片柔軟，葉色由鮮綠變為暗綠，葉面失去光澤，葉脈呈透明狀，味清香，無焦邊現象。

揉捻

萎凋後，進行揉捻。紅茶的發酵過程在揉捻的過程中已經開始。製造紅茶時，先以萎凋工序，促進葉內酶的活性，使茶葉變為適於發酵狀態。但由於細胞壁阻隔，不易與空氣接觸，不易發生氧化作用，故揉破茶葉細胞壁，使茶汁釋出，與氧迅速接觸，加速氧化。揉捻時壓力越大，時間越久，茶葉細胞破碎的程度亦愈深，發酵程度也越深。因此，紅茶的萎凋及揉捻，對渥紅的工序十分重要。

渥紅

渥紅是指茶葉經揉捻後，置於一定的溫度、濕度和供氧的環境，適當地向葉層加入潮濕空氣，使茶葉進行了多種不同程度的酶促氧化，直至茶葉由青綠色變為黃綠，再變為紅銅色，同時青草氣味消失，氣味由強烈青草氣變為清香、蘭花香、桂花香、果香及熟香等，從而完成發酵過程。由於紅茶不經殺青工序，催化酶活性高，氧化的速度快、深度足，故紅茶是六大茶類中發酵程度最高的茶類，而發酵的程度又按不同的紅茶茶品有輕微的差異。

有關紅茶的科學研究指出，渥紅使大量多酚類化合物被氧化、聚合、縮合，茶多酚成分大量減少，葉綠素、氨基酸及類胡蘿蔔素降解，有色化合物，如茶黃素、茶紅素和茶褐素增多。紅茶渥紅工序，使紅茶成為發酵程度最高的茶類，故其性亦較其他茶類為溫，其苦澀之味亦減退，適合於寒性病證，常用作溫通經絡之用。紅茶的性味主要來自渥紅工序，不同的渥紅操作，渥紅溫度、濕度、時間的控制、攤葉的厚度、通氧量是否充足，以及渥紅前後的工序，都影響着紅茶的性味，以及其溫通功效。

乾燥

紅茶乾燥工序以高溫烘焙，可迅速蒸發水分，並迅速鈍化各種酶的活性，停止發酵，把紅茶發酵後的轉化物固定下來；而烘焙過程中，可去除青草味，增加紅茶獨有的芳香物質。乾燥是影響茶葉性味的一道重要工序，紅茶採用先高溫烘焙、迅速加溫的方法，停止其發酵過程，同時使紅茶的溫性加重。

六、青茶

青茶又稱烏龍茶，是清代福建安溪的茶農發明的茶類。人們掌握了紅茶和綠茶的製法之後，嘗試把鮮茶葉先以製紅茶方法，萎凋後進行發酵，然後改以製綠茶方法，把茶葉炒青，停止其酶促作用，再揉捻造型，加以乾燥，便成為了中度發酵的青茶。青茶的製造工序包括萎凋、做青、炒青、揉捻及乾燥。做青是青茶的主要工序，亦是決定青茶發酵程度及其性味的重要工序。

萎凋

與紅茶萎凋相同，青茶萎凋較輕，目的是減少葉片水分，使其變軟以方便之後的搖青；同時，葉溫升高，有利內含物轉化，破壞葉綠素，去除青草味，增加香氣。與紅茶一樣，葉片不經萎凋，或用其他方法快速失水，製作出的青茶有強青草味，滋味苦澀，葉色暗，茶湯沒有光澤，品質降低。青茶萎凋是之後做青的基礎，而萎凋的輕重，亦影響做青時搖青及晾青的操作及時間長短。

做青

鮮茶葉經萎凋後，進行做青工序，通過重複搖青及晾青兩個操作，使葉片局部發酵。搖青是把茶葉不停搖動，使葉片滾動並互碰，葉緣因碰撞而破壞，細胞液流出，多酚類化合物氧化，從而使葉緣變為紅褐色，發酵只在葉緣發生。在搖青過程中，葉片細胞吸水力因搖動而增強，莖梗裏的水分通過葉脈往葉片輸送，梗裏的香味物質亦隨着水分向葉片轉移，從而水溶性物質在葉片積累起來，葉片恢復脹滿狀態，稱為還青。搖青之後進行晾青，把茶葉靜置攤放，葉片水分蒸發，葉片失水多，梗裏失水少，葉片又呈凋萎狀態，稱為退青。搖青及晾青繼續交替進行多次，當葉子呈現邊緣紅，中間青綠或黃綠，葉脈透明，外觀硬挺，手感柔軟，散發出桂花香氣或蘭花香氣，為做青適度。

有關青茶的科學研究指出，做青使部分多酚類化合物被氧化、聚合、縮合；因發酵程度不同，兒茶素、葉綠素、氨基酸及類胡蘿蔔素降解程度亦差異很大；有色化合物，如茶黃素、茶紅素和茶褐素增多，增多的程度亦隨發酵程度而改變。青茶其寒性在綠茶與紅茶之間，被認為是半發酵的茶類。所謂半發酵，是指在不發酵與全發酵之間，並非 50% 發酵。發酵的程度為影響青茶性味的主要因素。發酵較重的青茶，性味較溫；發酵較輕的青茶，性味較涼。由於發酵程度可通過控制搖青及晾青操作而按需改變，輕發酵與重發酵的青茶在性味上的變化很大，因此茶療醫師可根據病證的需要，選用適合的茶品。

炒青、揉捻、乾燥

青茶做青後，隨即進行炒青，通過高溫炒青，停止發酵的過程，使做青所形成的內含物固定，並使葉片柔軟，方便揉捻。青茶炒青完成後，茶葉揉捻成形，然後進行兩次乾燥，多先高溫、後低溫，使茶葉內水分減至 6% 。

七、普洱茶

一般認為，普洱茶是以雲南大葉種茶葉所製的茶品。雲南是中國最古老的茶區之一。歷史上，普洱茶是一個約定俗成的茶類總稱，不同時期有不同的含義，頗為混亂。普洱茶有生茶、熟茶之分。生茶與熟茶的差別在於製成青毛茶後，熟茶經過灑水渥堆發酵，而生茶則沒有。

普洱茶是否歸屬於六大茶類，現代茶學界頗有爭議。普洱生茶的製法偏似綠茶，普洱熟茶的製法偏似黑茶。不同的是，無論生茶或熟茶，普洱茶的製茶工序萎凋、殺青並用。綠茶不萎凋，以雲南大葉種茶葉只進行殺青、揉捻、乾燥工序來製造的綠茶，稱為滇綠，是真正以綠茶方法製造的雲南綠茶，並不是普洱茶。黑茶的製作工序由鮮葉、殺青、揉捻、渥堆到乾燥，在同一個時段完成。普洱熟茶的原料為生毛茶，即普洱散茶，從鮮葉到成品，其製作流程是可以分開進行的。再者，普洱茶着重茶品製成後的陳化熟成過程。這個存放的過程，對於普洱茶來說，可看成加工工序之一，這是普洱茶有別於其他茶類的特色。由於製作工序及成品陳化熟成不同，茶療醫師亦應以科學的態度去認識普洱生茶、熟茶的製作過程及其對性味、治病功能的影響。

普洱生茶

普洱生茶的製作是把鮮茶葉先進行萎凋，然後殺青、揉捻，再乾燥，部分緊壓成餅，以便存放，有利於陳化熟成；亦有部分不壓餅，成為生毛茶，即普洱散茶。普洱生茶以萎凋為首個工序。萎凋是為着減少茶葉內的水分，使茶葉變軟，同時去除青草氣，增加茶葉的鮮爽滋味及香氣。普洱生茶作輕度的萎凋，使鮮茶葉輕度發酵。同時，由於雲南大葉種茶葉的含水量較高，萎凋使鮮葉內含水分減少，到殺青工序時，亦有助於降低殺青的溫度。綠茶殺青的目的在於停止發酵，而普洱茶則只是使發酵速度減緩。因此，普洱生茶殺青鍋溫不宜太高，以免過度破壞酶的活性，完全制止酶促作用，影響後續的陳化過程。茶葉殺青後，便進行揉捻解塊，然後平均攤放，以日曬乾燥，使茶葉含水量在 10% 左右，成品稱為“曬青毛茶”。生毛茶壓餅存放，便成為普洱生茶餅。

普洱生茶的製作與綠茶相似，但是綠茶的製茶要求是高溫殺青，停止發酵，儘盡保留茶葉原有的內含物，使內含物的變化降至最低。普洱生茶的後續陳化過程是加工的一部分。普洱生茶經後續陳化，內含物轉化豐富，往往更適合於茶療之用。而綠茶則不然，在存放的過程中，香氣及內含物多會衰減，故綠茶多只供當年飲用。

科學研究顯示，品質優良的普洱茶經存放後，氧化物酶、纖維素酶等使多酚化合物、蛋白質、氨基酸氧化、分解、降解，從而發生變化。其中，黃酮類化合物增加，茶多酚含量減少，咖啡因含量下降，可水溶性糖增加。普洱生茶陳化後苦澀味減少，滑順、濃醇感增加。對於茶療來說，普洱生茶性味偏寒，存放陳化使茶葉的寒性減退，不少人飲用新茶時會有脾胃不適的問題，主要是新茶較寒，內含物對脾胃的刺激較大，而陳化後寒性稍退，保留治病功能的同時，亦減少了脾胃負擔。對於普洱生茶來說，壓餅存放與散毛茶存放對茶性有相當不同的轉歸，有時會導致比較明顯的差異。存放時間越久，差異可能越大。因此，茶療醫師對於普洱生茶的存放年份、方法、環境等等，必須小心處理。

普洱熟茶

普洱熟茶的原材料是生毛茶。把生毛茶進行渥堆熟成，然後乾燥、緊壓成型，便製成普洱熟茶。普洱熟茶相對於普洱生茶而言，多了渥堆工序。把生毛茶堆放，灑水使茶加濕，灑水多少視乎季節、茶菁級數與發酵度而定，一般為茶量的 30%-50% 左右。與黑茶渥堆一樣，利用茶葉外在的微生物，通過濕熱作用，使茶葉的內含物發生熱化學反應，進行合成及分解，使葉中內含物發生酶促反應，完成“後發酵”過程，產生低刺激的口感、沉厚的味道、深紅或黑色茶湯。普洱茶熟成後，把茶葉以蒸氣蒸軟後壓制，隨後加以乾燥。現代乾燥工序多以烘房乾燥，要避免乾燥溫度過高，以免破壞茶質，直接影響茶品香氣口感，而且不利於陳化。

普洱熟茶渥堆的工序中，茶葉的化學變化與黑茶渥堆一樣，不再重述。其性味與黑茶一樣，鮮茶葉的苦寒之性在發酵的過程中大大降低，故在茶類中屬溫性的茶類。普洱熟茶與普洱生茶相比，一般熟茶溫性較重，生茶涼性較重，故即使兩者原材料為同一生毛茶，兩者的治病功能便大大不同了。

無論是普洱生茶或普洱熟茶，重視陳化是普洱茶的重要特色。一些好茶之人追求有年份的普洱茶，陳韻豐厚，溫和沉醇，但價格亦不菲。茶療是以治療疾病為目的，重點在於茶葉的治病功能，故陳韻並非茶療所追求。而且，如果採用10 年以上的茶葉治病，一則不能確保有足夠的茶藥所用；二則價格過於昂貴，藥價與藥效不成正比；三則存放時間越長，風險亦越高。如花費多年時間存放，最後卻變質報廢，便十分浪費。因此，中國茶療法要有效利用製茶的工序，使茶藥達到所需的理想效果。例如，在製造普洱熟茶時，渥堆後的茶葉乾燥攤放，不立即緊壓成餅，由於攤放散茶使茶葉與空氣的接觸面增大，加速氧化，使茶葉的陳化速度加快，堆味更快散失。取攤放一至三年的熟散茶再壓餅存放，其成品的陳化程度比傳統的做法為佳，茶湯性味較為溫和，口感更加討人喜愛，更適合茶療所用。

第四節　茶療用茶的炮製特點

茶療所用的茶葉來源有兩種，一是已經製好的茶品，一是茶療師按需要自行炮製的茶品。但無論是哪一個來源，原則上都要求茶療師對所用的茶品有充分的認識，從鮮茶葉到炮製成茶成品都有所掌握，以確保茶葉能發揮最有效的治病功能。對於茶療來說，飲用茶葉的目的是治療，故茶葉的炮製所考慮的是如何按病證的需要，把茶葉加以炮製，使其治病功能發揮得最好，而非純粹關注其商業價值。

一、與傳統製茶工序的區別

茶療製茶採用的方法來自於傳統製茶工序，不同的是茶療製茶的目的在於發揮茶葉的治病功效，而傳統的製茶多從茶為飲品的角度出發，目的在於改善茶成品的色澤、形態，以及提高茶湯的色、香、味。

茶葉一般分為大葉種、中葉種和小葉種，不論哪一個品種的鮮茶葉，不論茶樹屬喬木、小喬木或灌木，不論生長在南方或北方，各種鮮茶葉都可以採用上述各種製茶的方法，製成綠茶、黃茶、黑茶、白茶、紅茶、青茶或普洱茶。傳統製茶選擇何種茶葉品種，採用甚麼方法去製茶，有很多需要考慮的因素，包括以如何發揮茶成品的色香味為重點、保留傳統茶品的口味，以及考慮市場需求等等。大葉種的茶葉一般較為苦澀、香氣物質含量較低，故多製成發酵度高的紅茶或普洱茶，降低其苦澀之味，以適合飲用；小葉種的茶葉中香氣物質含量高，故多製成不發酵的綠茶、低發酵的白茶、黃茶及半發酵的青茶，以保留其香氣。一些茶品有其滋味的獨特性，例如小種紅茶，在一般紅茶的製法上，加上發酵後過紅鍋及最後熏焙工序（過紅鍋，利用高溫快速把發酵葉炒熱，停止發酵，保留較多的酚類化合物），以及在最後乾燥工序中，以松柴燃熏，使茶葉具有獨特的松煙味。小種紅茶因獨有的滋味及香氣，故當地茶農都以大同小異的工序製茶。

此外，茶葉為世界三大飲料，且廣泛飲用，故市場的需求直接指引着製茶的方向。如安徽祁門縣在清朝光緒年之前只生產綠茶，自有茶莊開始以安徽茶葉製造成紅茶，廣受英國人歡迎，於是祁門大大小小的茶莊便開始陸續製造紅茶。

由於製茶的目的不同，傳統製茶的每年茶成品以密集式園種的小葉種綠茶成品產量最多，而茶療製茶，由於考慮到茶樹的品種、樹齡、繁殖的方法，故採用的鮮茶葉以大葉種茶葉為多。關鍵在於採用的製茶工序是否能把該茶葉的治病功能發揮得最好。

傳統製茶重視把茶的苦味儘盡減少，以突出茶的甘甜味道，但對於茶療來說，苦味能泄、能堅、能燥，一些病證正是需要苦味之品來達到治療的效果，如果在製茶時，刻意把苦味去除，茶品便失去其治療功效。其次，傳統製茶重視茶的香氣，製茶工序上着意如何提高茶葉的香氣，增加品嚐的意欲。對於茶療來說，茶葉的香氣轉化過程中，會消耗一些茶葉的內含物，甚至一些重要的治病物質，因此，茶療師不應純粹因為希望提高茶香而刻意提高炒茶或烘焙溫度，除非茶香能使茶的治病功能有所提升。

二、茶療製茶的步驟

對茶療師來說，在炮製工序上，要考慮兩大要點。首先決定選擇採收哪些茶樹的茶葉，進行哪一類的炮製工序，把它製成綠茶、黃茶、白茶、黑茶、紅茶、青茶或普洱茶；其次便是仔細研究每項製茶的工序，在每項工序上做細緻的調整，使茶品性味最能發揮其治病功能。

確立茶品的種類

第一步是選擇有治療功效的茶種，了解茶樹的生長環境、茶樹及茶葉的外觀特徵。製茶師把鮮茶葉初步製成茶品，根據中醫藥的理論去判斷茶葉的性味歸經，評估茶葉的治病範圍，經過觀察飲用後人體的反應，累積經驗，確定該茶葉的功能方向，確立茶品的種類。

茶葉的性味及歸經主要是由茶樹的品種及炮製的方法來決定。鮮茶葉本身性味苦寒，不同品種的茶樹，其寒性可以有所差異，但其寒性不變。炮製的工序可以使茶葉保留其寒性以治熱性病，但亦可以減輕其寒性，甚至使茶葉帶溫性，以治療寒性病。至於五味，茶葉本身同時具備苦、甘、鹹、酸、辛五味。苦味及甘味為一般茶葉較明顯的味道，故茶湯多被認為味甘苦。鮮茶葉的苦味尤重，不單難以入口，亦傷脾胃。因此，炮製茶葉，使茶葉的苦、甘之味的比重配合病證的需要這項工作極為重要。例如，用於熱性病，苦味能泄，有泄熱的功能，故鮮茶葉的苦味不能減少太多；而從補虛功能出發，要考慮如何在炮製過程中提高茶葉的甘味及較大幅度降低苦味。至於鹹、酸或辛味，對於大部分茶品來說，並不明顯，但亦有個別品種的茶葉具有較強的鹹、酸或辛味。傳統的中醫製藥中，鹹、酸或辛味除了植物本身俱有其味道外，亦可經炮製的方法加強其味道，以配合治病的需求。明代陳嘉謨《本草蒙筌》說："薑製發散；入鹽走腎而軟堅；用醋注肝而住痛……"茶葉不以薑、鹽、醋等作輔料加工。茶葉具有鹹、酸或辛味主要來自植物本身，或炮製工序使茶葉的性味的改變。

同樣的鮮茶葉採用不同的製茶方法後，綠茶最能保留茶葉的寒性，苦味亦最強，其次是黃茶、白茶、青茶、黑茶、紅茶。普洱茶由於有存放時間對茶葉寒性的轉化影響，故難作比較。綠茶以殺青為第一個工序，將茶葉迅速加溫，使茶葉發酵的機會降至最低，最宜用於熱證。

黃茶的悶黃工序使茶產生黃茶獨有的茶湯、香氣及滋味，茶療的意義在於使茶葉的苦寒之性低度減退，加上黃茶茶湯色帶杏黃，中醫以黃色屬脾土，故黃茶尤適用於脾胃疾病。

白茶是六大茶類中工序最少的。白茶萎凋較重。萎凋使茶葉內含物水解、氧化，茶葉的苦寒之性因而減少，但由於白茶的發酵程度輕，所以依然屬於偏涼的茶類。又由於白茶茶湯色白，中醫以白色屬肺，故白茶對肺系熱證效果尤佳。

至於青茶，它是六大茶類中工序最多的茶類。青茶的做青工序使茶葉局部發酵，使茶葉變為半發酵狀態，故其苦寒之性較白茶為輕，但由於發酵程度不如黑茶和紅茶，故又比這兩種茶類苦寒。

發酵程度最高的黑茶和紅茶，其性質在六大茶類中為溫。黑茶的堆渥工序利用茶葉上黏附的微生物，進行後發酵，使黑茶發酵程度較重，其性溫，故能治寒性病證。紅茶由鮮茶葉先進行萎凋、揉捻，以利茶葉進行渥紅工序，茶葉充分發酵，使茶葉原本苦寒之性發生改變。在六大茶類中，紅茶的溫通之力最強，故能用於寒性病證，尤其是寒凝阻絡之證。

茶療師按治療的需要，確立了茶品的種類，製茶師便按六大茶類的製茶基本工序加工茶葉，改變鮮茶葉的性味，以適合病證的需要。為進一步提高治療的效果，茶療師第二步要細仔研究每項製茶的工序，在每項工序上作細緻的調整。

工序上的細緻調整

製茶的每一項工序的操作是否合當，直接影響着茶品的治療作用。例如，綠茶殺青不足，茶成品會在存放時出現發酵情況，使綠茶的苦寒之性減退；殺青過度則會使茶葉燒焦，產生熱氣，亦同時影響其清熱解毒的功能。茶葉的每一項工序必須做足，因每一項工序實際操作方法很多，操作的時間有長有短，即使是同一種鮮茶葉，製造成同一種茶類，不同的製茶師所製出來的茶葉亦有差異。以殺青為例，既可選用炒青，亦可選用蒸青，同一種鮮茶葉，炒青的茶成品較蒸青的茶品，火氣會重一點，至於採用哪種操作方法，要視對茶成品的性味要求而定。

再以做青工序為例，青茶的不同茶品可以透過控制做青的工序來控制發酵的程度。做青主要通過反覆地搖青和晾青，使葉片滾動並互碰，葉緣因碰撞而破壞，細胞液流出，多酚類化合物氧化，葉緣變為紅褐色，茶葉局部發酵，因此，青茶的苦寒之性一般不高。但由於搖青時所用的力度、溫度、時間等，以及晾青時所用溫度、時間、攤放茶葉的厚度等細節的不同，茶成品的性味差異較大。發酵程度不高的青茶，性質較涼；發酵程度高的青茶，性質較溫。因此，二者治療的病證便有所不同。

乾燥是改變茶成品性味的一道重要工序，亦是所有茶類必須進行的工序。無論茶療師選用炒乾、烘乾、熱風、日曬、紅外線乾燥或微波乾燥的哪種方法，對茶的性味都有很大的影響。高溫乾燥和低溫乾燥除了影響茶葉內水分蒸發的速度外，亦直接影響着茶的內含物的轉化。同樣的茶葉，水分蒸發程度相同，高溫乾燥的茶葉，其溫性會比低溫乾燥的茶葉為高。

如前所述，茶葉的存放也影響茶葉的功效。因此，在選擇製茶的方向時也需一併考慮。比如普洱生茶是選用散茶存放還是壓餅存放，就是非常不同的考慮。

茶療師要把握每一道製茶工序的細節，與製茶師保持良好的溝通，把製茶的細緻要求定好，才能使完成的茶品發揮其最佳的治療效果。

第六章

茶葉的藥性

傳統中醫以藥物的偏性糾正人體陰陽氣血的偏盛偏衰，或臟腑經絡功能活動失常等問題。傳統中醫藥學把藥物與療效有關的性質及性能稱為藥性，是醫家在長期臨牀實踐中，對各種藥物的性質及其治療作用總結出來的規律，其內容包括四氣五味、升降浮沉、歸經、有毒無毒以及功效等。

一、茶的性味

“性”是指藥物的寒、熱、溫、涼、平不同的功能藥性；“味”是指藥物有酸、苦、甘、辛、鹹等不同的功能藥味。在中醫藥理論中，“性”寓有陰陽含義，寒、涼為陰，溫、熱為陽；“味”寓有五行含義，酸屬木入肝，苦屬火入心，甘屬土入脾，辛屬金入肺，鹹屬水入腎。性味反映了藥物作用於人體產生的不同反應，是說明藥物作用的主要理論依據之一。

茶葉的寒熱，使茶療醫師能“療寒以熱藥，療熱以寒藥”。五味的功能不同，如甘“能補、能和、能緩”，多用於虛證和痛症；苦“能泄、能燥、能堅”，多用於熱毒濕熱證；鹹“能下、能軟”，能軟堅散結、瀉下通便；辛“能散、能行”，用以治療外感表證和氣滯血瘀等病證；酸及澀“能收、固澀”，用於體虛多汗、久咳久瀉等病證，茶療師按患者的病證需求，選擇性味合適的茶品，以治療疾病。

茶葉取材於野生或種植的茶樹，歷代的本草醫籍對其性味都有詳細記載。南朝陶弘景《本草經集注》稱茶為上品，“味苦，寒”；唐代蘇敬《新修本草》記載茶“味甘、苦，微寒”；唐代孫思邈《備急千金要方》認為茗“味苦、鹹、酸、冷”；宋代唐慎微《證類本草》亦記載茶“味甘、苦，微寒”；元代吳瑞《日用本草》記載茶味苦、甘，性平、涼；元代王好古《湯液本草》、李東垣《珍珠囊補遺藥性賦》及忽思慧《飲膳正要》都認為茶味甘、苦，性微寒。明代醫書對茶茗性味的記載很多，如李時珍《本草綱目》認為茶“味苦、甘，微寒”；陳嘉謨《本草蒙筌》、李中梓《雷公炮製藥性解》及盧之頤《本草乘雅半偈》都記載茶味甘、苦，性微寒。至清代，認為茶“味甘、苦，性微寒”的醫書亦不少，如顧靖遠《顧松園醫鏡》、張璐《本經逢原》、汪訒庵《本草備要》、吳儀洛《本草從新》、姚瀾《本草分經》、徐大椿《藥性切用》、淩奐《本草害利》、汪訒庵《本草易讀》、楊時泰《本草述鈎元》、蔣介繁《本草擇要綱目》，以及同時期日本稻生宣義撰寫《炮炙全書》都記載茶屬甘、苦、微寒。清代黃宮銹《本草求真》記載，茶“味甘氣寒”；汪紱《醫林纂要 · 藥性》認為茶“苦，辛，微寒，得清高之氣”。而一些飲食養生的專書，如：清代王孟英《隨息居飲食譜》亦稱茶為“微苦、微甘而涼”，而沈李龍《食物本草會纂》記載茶葉“味苦甘，微寒”。各醫家、養生家都普遍認同茶葉味甘苦、性微寒。長久以來，茶葉都是補瀉兼施的藥品，以其提神、耐老、堅齒，又能清熱、解毒，體現其味甘苦的兩種特性。此外，各醫家都同意茶性寒，雖有程度上的差異，如涼、微寒性、寒，但總不離寒性特質。茶性寒又多能在其清熱、消暑、解毒的功效中體現出來。

由於茶樹的產地不同，生長環境不同，品種各異，製茶的工序不同，收採時間的差異，成品存放時間不一，因此茶的性味及功能亦有所不同。中國古代的醫家早已經察覺到這點，對不同茶品的性味，加以分辨論述。代賈銘《飲食須知》稱茶“味苦而甘，茗性大寒，性微寒……唯蒙茶性溫，六安、湘潭茶稍平”。明代李時珍《本草綱目》認為茶“味苦、甘，微寒”，但亦記載“性溫味香，名普洱茶”。清代趙學敏《本草綱目拾遺》更以不同品種的茶分條記載，如雨前茶“性寒而不烈，以其味甘益土”，普洱茶“性溫味香…味苦性刻…苦澀”，安化茶“味苦中帶甘”、“性溫，味苦，微甘”，武夷茶“色黑而味酸”、“性溫不傷胃”，羅（即顧渚紫筍）“味甘，氣香，性平”，水沙連茶“性極寒”。

茶葉的存放時間亦影響着性味，茶葉的製成品何時才能入藥，亦有要求。如雨前茶“三年外陳者入藥”，六安茶“陳久者良”。對此，各醫家累積了茶療的經驗，茶葉陳者以減其火氣或寒氣，使其性多和而不峻。清代徐文弼《壽世傳真》認為“茶性微寒，新茶性熱，陳茶性涼。”孫同元《永嘉聞見錄》云：“新茶多火氣，競飲來年之茶。”鄭與僑《客途紀異》載：“北人貴新茶，閩人不飲新茶，恐火氣引疾也。新茶出貿時，賣舊茶必標曰陳茶，以陳價三倍於新耳。”可見，無論茶以藥用或飲用，存放的時間都有一定的要求。古代本草學家、醫家及養生家對茶的性味及功能的配合認識更為仔細。

二、升降浮沉

升降浮沉是藥物作用於人體的不同趨向，升有上升、升提，降有下降、平逆的作用，浮能升浮、上行發散，沉能重沉、下行泄利。升浮屬陽，沉降屬陰。疾病在病勢上常表現向上（如嘔吐、咳嗽）、向下（如脫肛、崩漏）、向外（如自汗）、向內（如外邪入裏），而病位亦有在表（如外感）、在裏（如便祕）、在上（如目赤）、在下（如腹瀉）等不同，因此可利用藥物升降浮沉的作用趨向治療疾病。

有關茶的升降浮沉，元代《本草發揮》認為茶味苦、為陰中之陽，明代《本草綱目》中認為"茶苦而寒，陰中之陰，沉也降也"；《神農本草經疏》認為茶"氣薄味厚，陰中微陽，降也"；清代《絳雪園古方選注》載"以臘茶芳香苦降為之嚮導"；《得配本草》載茶"降火消痰"；《本經逢原》載茶"最能降火消痰，開鬱利氣，下行之功最速……凡茶皆能降火，清頭目……茶之味苦氣肅，善於降火"；《本草求真》認為茶"能降火以清頭目"；《成方切用》以茶調服地芝丸（因"茶者，慾火熱之降"）。另一些醫家注意到茶的輕清之性，如明《醫學入門》認為："輕清成象親乎上，味薄，茶之類。清陽出上竅，本乎天者親上也。"故一些醫家提出茶可升可降，如明代汪機認為茶"得春升之氣，味雖苦而氣則薄，乃陰中之陽，可升可降"，倪朱謨《本草匯言》則認為茶"可升可降，陽中陰也"，而清代蔣介繁《本草擇要綱目》載茶"陰中之陽，可升可降"。

歷代醫家以茶為降較多，亦有認為茶是可升可降，蓋因茶有升清降濁的特性，向上以升清通竅，向下以降火下氣，而不同的茶品的升降趨勢又有差異。《本草綱目》記載王好古所言：“夫氣者天也，溫熱天之陽；寒涼天之陰，陽則升，陰則降；味者地也，辛甘淡地之陽，酸苦鹹地之陰，陽則浮，陰則沉。”各種茶品的性味的差異很大，有些較寒涼，有些偏溫，有些甘味重，有些苦味明顯，故不同茶品的升降浮沉之性亦有分別。

三、歸經

歸經是中藥作用歸屬、趨向於某臟腑、經絡或特定部位等的定位、定向理論。歸經是說明某種藥物對臟腑經絡的病變起了主要或特殊的治療作用。藥物的歸經不同，治療的作用也不同。例如：桔梗、杏仁歸肺經，能治療咳嗽、氣喘；白芍、鈎藤歸肝經，能治療脅痛、抽搐；丹參、檀香歸心經，能治療心悸。一種藥物能夠歸數經，說明其治病範圍比較廣。

各醫家對茶的歸經，見解有較大不同。元代王好《古湯液本草》認為茶入手足厥陰經，明代繆希雍《神農本草經疏》認為茶入手太陰、少陰經，李中梓《雷公炮製藥性解》稱茶可入心、肝、脾、肺、腎五經，李梴《醫學入門》、陳嘉謨《本草蒙筌》及孫一奎《醫旨緒餘》均認為茶入手足厥陰，清代黃宮繡《本草求真》載茶入胃、腎經，顧靖遠《顧松園醫鏡》載茶入心、肺經，淩奐《本草害利》認為茶入心、肺、脾三經，楊時泰《本草述鈎元》，嚴潔、施雯、洪煒《得配本草》

及蔣介繁《本草擇要綱目》均認為茶入手足厥陰經，王子接《絳雪園古方選注》、馮兆張《馮氏錦囊祕錄》均認為茶入手少陰太陰經，張秉成《本草便讀》稱茶可入心、肺、脾、胃四經。各醫家對茶葉歸經的說法差異大，蓋因茶葉在歷代廣泛應用於內科、外科、婦科、兒科、傷科等，加之茶葉入藥的品種亦多，醫家各有不同的臨牀經驗所致。

古代醫書典籍中，茶葉的歸經涵蓋心、肝、脾、肺、腎、心包、胃等經。歸經是說明茶葉對該臟腑經絡的病變起了主要的治療作用。不少醫書、本草書籍中，茶的治療用途很廣。如清代趙術堂在《醫學指歸》中以茶治膽經實火，稱苦茶能“瀉熱消痰”；王士雄《隨息居飲食譜》稱茶能“涼肝膽，滌熱消痰”，可見茶能行走於膽經。又，茶能利大小便，如黃宮繡《本草求真》載茶治“痰涎不消，二便不利”；劉漢基《藥性通考》、吳儀洛《本草從新》均載茶“利大小便”；《本草綱目拾遺》以松蘿茶利大便為佳，載吳興錢守和《慈惠小編》所載一醫案，“用松蘿茶葉三錢，米白糖半鍾，先煎滾，入水碗半”，以治“病後大便不通”。由此可見，茶葉亦能作用於大小腸、膀胱、三焦等經。

由於茶樹的品種眾多，茶葉的炮製方法較其他中藥為多，故此，不同的茶葉的治療功能不一，治療疾病的範圍亦十分廣，能對多個臟腑經絡起治療作用。清代陸士諤《士諤醫話》云：“茶葉亦能走十二經，無絡不行，無經不入，鹽所不能到不通達之處，用茶葉以引之，則無微不至矣。”總觀茶葉的治療功能之廣泛，茶走十二經的說法更為合理。不同的茶類作用於不同的臟腑經絡，能夠通行十二經的茶品並不多，大部分的茶品能行數條經絡，亦有單行一經者。茶療之所以成為一個獨立治病的方法，就是因為茶能通行十二經，能夠治療的疾病範圍相對於其他中藥更為廣泛。

四、毒性

有毒無毒亦是藥性的重要指標。在中醫藥理論中，毒性一般是指藥品的偏性，常分為大毒、小毒、無毒。早在《神農本草經》中，中藥就按其毒性分為上中下三品。南朝陶弘景《本草經集注》把茶列為上品，稱茶"無毒"，唐代蘇敬《新修本草》、孫思邈《千金翼方》《千金食治》《備急千金要方》亦載茶"無毒"。宋代唐慎微《證類本草》，以及元代王好古《湯液本草》、李杲《珍珠囊補遺藥性賦》及忽思慧《飲膳正要》都有茶"無毒"的記載。至明代，陳嘉謨《本草蒙筌》、李中梓《雷公炮製藥性解》、盧之頤《本草乘雅半偈》及繆希雍《神農本草經疏》都明確指出茶"無毒"。清代張璐《本經逢原》、汪訒庵《本草備要》、汪訒庵《本草易讀》、蔣介繁《本草擇要綱目》等亦列出茶是"無毒"的中藥。

上述古書的記載，證明茶葉經過歷代使用，是一種無毒的藥品。茶葉是山茶科植物，而屬於茶科茶屬的亦超過 200 種，除了我們經常飲用的品種外，野生種及一些未被開發飲用的品種亦不少。對於這些茶種，不能輕言它們沒有毒性，必須透過嚴謹的研究、臨牀觀察，才能得知其有毒無毒。

對於一些已飲用多時的品種，雖然已被證明是十分安全的中藥，但是考慮到現在茶樹生長的環境，有可能受到農藥、化肥及重金屬污染，因此，即使茶葉本身沒有問題，如果生長環境不佳，種植不得其法，飲用也會對身體造成損害。此外，還有一點需要注意的是，所有藥品都有其偏性，如飲用不當，亦會對身體造成損害。例如，綠茶性味偏寒，如體質虛寒人士飲用，容易引起頭暈、胃痛、腹痛等不適症狀，這些屬誤用藥物所致，不屬毒性反應。

茶葉是一種十分安全的中藥，但前提是選用安全的品種、理想的種植環境及適合的種植方法。良好的茶葉"無毒"，以適當的方法使用，不會對人體帶來損害。而且，茶雖為藥物，亦為飲品，經過數千年飲用的實踐，證明其是安全的。因此，對於一些病程較長的患者，"可久食"(《千金食治》)，使茶療成為一種安全可靠的治病方法。

五、茶氣

所謂茶氣，是指人飲用茶湯後，短期內出現的愉悅的身體反應。受茶湯的內含物刺激，身體可出現一些不同的感覺，包括：頭部或身體局部發熱甚至發汗，胃腸道蠕動加強甚至產生打嗝或肛門排氣，心情愉快、視覺變得清晰等等。

這是茶葉作為中藥的一個特殊表現。前人很早就知道茶氣的反應。如唐代詩人盧仝《七碗茶詩》描述："一碗喉吻潤，二碗破孤悶。三碗搜枯腸，惟有文字五千卷。四碗發輕汗，平生不平事，盡向毛孔散。五碗肌骨清，六碗通仙靈。七碗吃不得也，唯覺兩腋習習清風生。"其中描述的喝茶後身體及心情的各種反應，正是茶氣的表現。

茶湯的內含物對身體有不同程度的刺激反應，一般而言，同一茶品，沖泡一致，茶湯性味、歸經一樣，對人體的影響有一定相同性，但由於每個人的體質不同，其身心反應亦各有差異。此外，一些劣質茶品，茶湯含有農藥、化學物、重金屬等，喝後對身體有一定的刺激作用，亦可能出現各種奇異的感覺，這些反應的共同點都是令人感到不適。這些對身體有不良影響的反應，不屬茶氣的範籌，必須分辨清楚。

對於中國茶療法來說，因用於治療的茶葉本身的效力強，對身體的陰陽調節力大，故飲後身體常常出現茶氣的反應。但茶療的重點在於治療，喝後是否有茶氣並非治療過程中必須的要求。一些體質不敏感的人，喝茶後也許感覺不到身體有特殊的反應，但並不影響茶品本身發揮的治病作用。所以，茶療的注意點在於茶葉的治療能力的強弱，而茶氣的強弱只作為茶葉藥力的參考。

第七章

各大茶類的治療功能

唐代著名中藥學家陳藏器讚譽茶為“萬病之藥”，說明茶有非常廣泛的功效。文獻記載以茶治病保健的資料多不勝數，綜合古今茶學、醫學和藥學的記載，總結茶的功效至少有24項，包括少睡、安神、明目、清利頭目、止渴生津、清熱、消暑、解毒、消食、醒酒、去肥膩、下氣、利水、通便、治痢、去痰、祛風解表、堅齒、治心痛、療飢、療瘡治瘺、益氣力、延年益壽等。現代科學技術不斷發展，對茶進行了不少的研究，發現茶葉具有抗癌防癌、抗幅射、殺菌消炎、預防衰老、提高免疫力、降血脂、降血壓、抗過敏、防治心血管病變等多種功效。

中國茶葉種類繁多，名稱各異。雖然不同茶類所含的化學成分大致相同，但由於受到不同品種、產地、生長環境、採收時間及方法、製茶工藝等因素的影響，導致不同茶類在性味與歸經方面存在着一定的差異，醫療功效自然也各有側重。按照不同的製作方法和品質特點，目前中國茶葉可分為綠茶、白茶、黃茶、青茶、紅茶和黑茶六大基本茶類。普洱茶是較為特別的茶類，普洱生茶的製茶工藝雖與綠茶相近，但其對殺青乾燥的要求及後續陳化的過程又有別於綠茶；普洱熟茶雖列入黑茶類，但其採用的原料為雲南大葉種，葉質較嫩，製茶工藝以曬青毛茶渥堆發酵，與黑茶工藝不同。由於本書以茶葉治病功能為出發點，故把普洱生茶列入綠茶類，把普洱熟茶列入黑茶類，進而按每類茶葉所具有的性味、歸經和功效，分別歸納論述之。

第一節　綠茶

綠茶的品質特徵是葉綠湯清，俗稱“三綠”，即乾茶綠、茶湯綠、葉底綠。主要品種有西湖龍井、洞庭碧螺春、信陽毛尖、黃山毛峯、峨眉竹葉青。

性味：味甘、苦，性寒涼。

歸經：歸心、肺、肝、胃經。

功效如下：

一、清熱解毒

綠茶屬較早發展的茶類之一，臨牀治病歷史相對較長，文獻記載也較多。大部分茶葉在未炮製之前都是味甘苦、性寒涼。綠茶殺青的工序停止了茶葉進一步發酵，故綠茶最能保存茶葉寒涼之性。炮製之後的綠茶味甘苦、性寒涼，其清熱解毒的功能最為顯著，可用治於咽喉腫痛，熱毒疔瘡，小便澀痛，尿頻尿急。

唐代蘇敬《新修本草》提出茶“主瘺瘡”；明代李時珍《本草綱目》對茶的清熱解毒的藥效有更詳細的敘述，除了“主治瘺瘡”外，更說茶能“清六經火”，能清降多個臟腑之火，故應用範圍很廣。李時珍注意到不同茶品的清熱功能有所不同，例如："六安茶……此茶能清骨髓中浮熱，陳久者良"；"水沙連茶……產台灣，在深山中，眾木蔽虧，霧露密，晨曦晚照，……療熱症最效，能發痘"；明代蘭茂《滇南本草》亦指出"滇中茶葉……並解大頭瘟、天行時症"。

清代張璐《本經逢原》載"凡茶皆能降火"，又言"產浙紹者曰日鑄，專於清火"，"產閩者曰建茶，專於闢瘴"，説明茶具有清熱邪、解熱毒的作用。趙學敏《本草綱目拾遺》言茶能"清咽喉"；黃宮繡《本草求真》認為茶能"入心清熱解毒"；吳震方《嶺南雜記》記載嶺南之地利用茶來"利咽喉之疾"。顧靖遠《顧松園醫鏡》指出痔漏"因大腸積熱所致"，而茶能清肺，"肺臟清而腑病自安"，故茶能"消痔漏之瘡"。王士雄《隨息居飲食譜》記載茶能"涼肝膽，滌熱消痰"。由上可見，茶對多個臟腑都起着清熱、降火、解毒的作用。愛虛老人《古方彙精》有一醫案："一中老汁物毒，必生癰疽發背，常飲松蘿茶，即解。"黃凱鈞《友漁齋醫話》亦記載了松蘿茶解毒之功效："每飽肥濃，輒飲濃點松蘿茶一碗，其人聞之，太息而返。蓋謂松蘿能消肉毒故也。"

茶葉用於清熱解毒，現代進行了不少研究。1959 年，南京中醫學院與江蘇省中醫研究所一同編寫的《中藥學》一書中，稱茶"清熱降火"。

二、除煩、生津止渴

茶葉能生津止渴，用治於暑熱傷津，消渴熱病，口乾舌燥，渴而欲飲。唐代陸羽《茶經》稱茶能解"熱渴凝悶"，封演《封氏聞見記》稱茶能"止渴"，蘇敬《新修本草》稱茶能"治熱渴"，元代王好古《湯液本草》認為茶能"去痰熱渴"，吳瑞《日用本草》認為茶有"除煩止渴"，明代龔廷賢《萬病回春》、皇甫中《明醫指掌》均認為茶有"熱渴能濟"的功效，陳嘉謨《本草蒙筌》認為茶"善逐痰涎、解煩渴"，清代汪訒庵《本草備要》、吳儀洛《本草從新》都記載茶能"除煩渴"，趙學敏認為茶性苦微寒，故能"清胃生津"，王士雄《隨息居飲食譜》稱茶能"解渴"。

三、提神醒腦

茶葉能夠提神的功能廣為人知，可令人頭腦清醒，亦能用治精神困倦、昏昏欲睡的嗜睡症，更可治療中風昏憒之病症。

中國古人很早已發現茶有提神醒腦、提高思考能力的功效。漢代華佗《食論》記載："苦茶久食，益意思。"《神農本草經》及南朝梁代陶弘景《本草經集注》記載："久服，安心益氣，聰察少臥。"古人認為茶葉有益氣作用，是以能益氣助思。

茶葉還有令人不眠的功效。東漢《桐君錄》載：“西陽、武昌、廬江、晉陵，好茗……巴東別有真香茗，飲令人不眠。”晉代張華《博物志》亦有載：“飲真茶令人少眠。”南朝梁代陶弘景《本草經集注》有言：“取其葉作屑，煮飲汁，即通夜不眠。”並把“荼茗”與通草、孔公孽、馬頭骨及牡鼠目，列為治療“好眠”的中藥。唐代孟詵《食療本草》稱茶“除好睡”；蘇敬《新修本草》稱茶茗能治好眠，又稱茶能“令人少睡”。元代王禎《王禎農書》稱茶“破睡除煩，功則著矣。”古人認識到茶湯令人神志清明。明代繆希雍《神農本草經疏》言：“令人少睡者，蓋心藏神，神昏則多睡，清心經之熱，則神常自惺寂，故不寐也”；清代顧靖遠《顧松園醫鏡》認為：“醒睡眠……心肺明爽而睡醒”。由此可見，茶葉除了能益氣通竅以使思緒清明，亦因茶葉微寒之性，能清心肺之熱，使人神清。現代的中醫專書亦結合了一些西方醫學對茶的認識，如人民衛生出版社編寫的《全國中草藥彙編》記載茶葉有“強心”功效，能治療嗜睡。而南京藥學院藥材學教研組編著的《藥材學講義》稱茶的“功能為蘇神……主治神疲嗜眠”，亦記載了一些現代藥理，指出“咖啡因能興奮中樞神經系統及心臟”。

茶葉能用於治療中風昏蒙，神志恍惚。元代王好古《湯液本草》認為茶能治“中風昏憒”，清代楊時泰《本草述鉤元》亦言茶“令人少睡，治中風昏憒”。

茶還有清心神的功效。元代忽思慧《飲膳正要》、吳瑞

《日用本草》都記載茶能“清神”，而趙學敏在《本草綱目拾遺》中稱茶能“補元氣，益心神，通七竅”。心神清、七竅通，則昏蒙之症得以治愈。

四、消暑利水

茶葉能消暑利水，用於暑熱侵襲，口乾口渴，小便短少，排解不利。清代藍鼎元《紀水沙連》云：“水沙連內山產土茶，色綠如松蘿，味甚清冽，能解暑毒，清腹脹，亦佳品云。”乾隆初年劉良璧《重修福建台灣府志》稱“茶，出水沙連社，可療暑疾。”茶葉性味甘苦、微寒，如上所述，能清熱解毒、除煩止渴，加上茶有利小便的作用，使茶能治療因暑熱內鬱而出現的心煩口渴，小便短赤，脈數等。

茶葉有明顯的利尿功能。唐代蘇敬《新修本草》記載茶“利小便”；宋代《聖濟總錄》稱茶“治小便不通”；元代忽思慧《飲膳正要》稱“利小便”；明代李中梓《雷公炮製藥性解》認為茶能“利便生津，破熱氣”。至清代汪訒庵《本草易讀》、凌奐《本草害利》都有記載茶“利小便”；顧靖遠《顧松園醫鏡》認為茶“能消暑”，又因能“清心而小腸之熱結亦解”，故“善利小便”。近代中藥材專書，徐國鈞《藥材學》稱茶能治“小便不利”，並加入現代藥理研究 ，指出“茶葉中尚含少量茶鹼及可可豆鹼，有利尿作用”；南京中醫藥大學的《中藥大辭典》亦指出茶葉利尿是咖啡鹼和茶鹼的共同作用，更詳細指出兩者能抑制腎小管再吸收，而茶鹼能通過強心增加腎血流量和腎小球濾過率，增加水和電解質排泄，故有利尿的功能。

五、清利頭目

茶能清利頭目，能治頭痛。唐代陸羽《茶經》已稱茶能治“頭痛”；南宋虞載《古今合璧事類外集》稱“峽川石上紫花芽，理生頭痛”；元代王好古《湯夜本草》亦稱品茶能“清頭目”；明代龔廷賢《萬病回春》《壽世保元》、李中梓《雷公炮製藥性解》、皇甫中《明醫指掌》都有茶“清頭目”的記載。對於茶能清頭目的機理，李梴《醫學入門》認為“爽神頭目自能清”；陳嘉謨《本草蒙筌》稱茶“專清頭目”，並認為：“茶茗所治，《本經》以清頭目為上，後醫堅執《素問》苦以泄之之說，乃云其體下行，如何頭目得清也？殊不知，頭目不清，多由熱氣上熏，用苦泄之，則熱降而上清矣！且茶體輕浮，採摘之時，芽孽初萌，正得春生之氣，是以味雖苦而氣則薄，乃陰中之陽，可升可降者也。故云清利頭目，有何悖乎？”

至清代，茶能治頭痛的記載十分多。嚴西亭《得配本草》、汪訒庵《本草備要》、吳儀洛《本草從新》、黃凱鈞《藥籠小品》、汪訒庵《本草易讀》、張秉成《本草便讀》、淩奐《本草害利》、楊時泰《本草述鈎元》、馮兆張《馮氏錦囊祕錄》、姚瀾《本草分經》等醫藥專書均記載茶能"清頭目"。徐大椿《藥性切用》更稱茶"為清利頭目專藥"。顧靖遠《顧松園醫鏡》稱茶"頗療頭痛〔取其降火也。頭目不清，熱熏上也，以苦泄其熱，則上消矣〕"。陸廷燦《續茶經》、汪灝《佩文齋廣羣芳譜》均載一則隋文帝"夢神人易其腦骨，自爾腦痛"，後遇一僧人予以茗草，煮飲而愈，以說明茶清利頭目的功能。

茶葉能明目，用治於肝經風熱，目赤腫痛，或肝腎不足，目暗昏花。唐代陸羽《茶經》稱茶治"目澁（澀）"；南宋趙希鵠《調燮類編》、明代李時珍《本草綱目》、清代趙學敏《本草綱目拾遺》及王士雄《隨息居飲食譜》都有茶"明目"的記載。明代樓英《醫學綱目》云："茶，苦，陰中之陽，所以清眼目。"清代黃宮繡《本草求真》稱茶能"療火傷目疾"，肝開竅於目，許多眼睛的病變，包括紅、腫、熱、痛等，都與肝有很大關係。趙術堂《醫學指歸》記載，以茶治膽經實火，稱苦茶能"瀉熱消痰"。又以茶瀉肝火，以苦茶"瀉熱下氣"，肝膽之火得以消除，眼部病變得以治愈。王士雄《隨息居飲食譜》認為茶能"明目……通七竅"，馮兆張《馮氏錦囊祕錄》認為茶能治"眼目痛"。歷代治療眼疾的醫師，都廣泛將茶葉入藥。

六、治痢

茶葉能治痢，用治於熱毒痢疾，發熱口渴，腹痛腸鳴，瀉下赤白膿血。民間驗方有單用一味綠茶煎汁頻飲治痢疾，效果良好。唐代陳藏器《本草拾遺》稱茶能“利大小腸”；孫思邈《千金翼方》“治石痢方：淡煮真好茶汁，服二三升，重者三服，輕者一二服，即瘥。”宋代《聖濟總錄》認為紫筍茶能解乳石痢：“紫筍茶二兩，上一味，擣羅為末，每服三錢匕，以水一盞，煎至七分，和滓服之，早晨、日午、晚後食前各一。”此外，明代樓英《醫學綱目》以茶葉解蕈毒：“蕈毒吐瀉不止者，用細茶芽研細，以新汲井水化服，神效。”清代趙學敏《本草綱目拾遺》載：“龍脊茶，出廣西，亦造成磚。除瘴解毒，治赤白痢。”

茶能治赤白痢，元代吳瑞《日用本草》稱茶“治熱毒赤白痢”。古人有不少以茶葉治療赤白痢的經驗，亦有用茶配合其他配料，如生薑、乾薑、醋、烏梅肉等，治療不同證型的痢疾。宋代楊士瀛《仁齋直指方論》曰：“薑茶治痢，薑助陽，茶助陰。又能消暑解酒食毒。”朱佐《類編朱氏集驗醫方》以乾薑一兩、建茶一兩，以烏梅肉為丸，治休息痢。又，明代朱橚《普濟方》曰：“建茶合醋煎服，即止大便下血。”

現代的中藥專書中，人民衛生出版社出版的《全國中草藥彙編》稱茶“收斂止瀉”，能治療腸炎、痢疾。徐國鈞《藥材學》及南京藥學院藥材學教研組編著的《藥材學講義》都記載茶“又含多量鞣質，有收斂作用”，能治療痢疾。

七、治便祕

茶葉能治大便不通，尤適用於病後、產後大便不通。明代王化貞《產鑒》載："陳無擇曰：產後不得利，利者百無一生，去血過多，臟燥，大便閉澀，宜用葱涎調臘茶為丸，復以臘茶下之必通，大黃決不可用。"清代趙學敏《本草綱目拾遺》稱松蘿茶治"病後大便不通。吳興錢守和《慈惠小編》："用松蘿茶葉三錢，米白糖半鍾，先煎滾，入水碗半"。

清代黃宮繡《本草求真》認為茶能治"二便不利"。蕭壎《女科經論》亦提出產後便祕戒輕用大黃，可以臘茶通便。茶葉通便而不傷正氣，如氣血虧虛，不宜用大黃峻下之品，可以茶葉通之。現代《名老中醫之路》"蒲輔周小傳"中，蒲志孝憶先父蒲輔周先生的治學經驗，記載蒲老曾以茶葉一味，治療熱病傷陰的老年患者："患者係中醫研究院家屬，熱病後生瘡，長期服藥，熱象稍減，但病人煩躁、失眠、不思食，大便七日未行，進而發生嘔吐，吃飯吐飯，喝水吐水，服藥吐藥。病者係高年之人，病程纏綿日久，子女以為已無生望，抱着姑且一試的心態問先父尚可救否。先父詢問病情之後，特意詢問病者想吃甚麼，待得知病者僅想喝茶後，即取龍井茶 6 克，囑待水煮沸後兩分鐘放茶葉，煮兩沸，即少少與病者飲。他特別強調了'少少'二字。第二天病家驚喜來告：茶剛剛煮好，母親聞見茶香就索飲，緩緩喝了幾口未吐，心中頓覺舒暢，隨即腹中咕咕作響，放了兩個屁，並解燥糞兩枚，當晚即能入睡，早晨醒後知飢索食……故用茶葉之微苦、微甘、微寒，芳香辛開不傷陰，苦降不傷陽，苦兼甘味，可醒胃悅脾。茶後得矢氣，解燥糞，是脾胃升降樞機已經運轉。能入睡，醒后索食即是陰陽調和的明證。而少少與之，又是給藥的關鍵。如貪功冒進，勢必毀於一旦。”

八、益寿

茶葉能延緩衰老。《神農本草經》稱茶能“輕身、耐老”；南朝梁代陶弘景《本草經集注》稱茶能：“輕身，耐老，耐飢寒，高氣不老……”有關茶用於延年益壽，宋代錢易《南部新書》中記載了一個僧人飲茶長壽的故事，清代不少書籍都引述過。汪灝《佩文齋廣羣芳譜》卷十八引宛陵（即梅堯臣）詩注曰：“揚州歲貢蜀岡茶，似蒙頂茶，能除疾延年。”丁丙《筠軒丈以雁山茶餉客》曰：“春茶采采歸來兮，延年益壽同丹荑。”現代不少有關醫藥及食品的科學研究都指出茶葉含有茶多酚，屬天然抗氧化物質，能有效清除自由基，有效防止自由基所致的身體衰老及各種疾病。

[附]普洱生茶

由於普洱生茶的炮製方法近似綠茶，故其治病功能與綠茶相若。不同的是，綠茶在殺青時每次投入的茶葉量少，每片茶葉所受溫度較高，殺青程度較高；而普洱生茶每次投入的茶葉量一般較多，葉面受熱較低，殺青程度較低。由於殺青程度較低，茶葉內保留一定含量的酶，普洱生茶在存放的過程中，一直進行着陳化，使其性味及功能隨着後續的陳化不斷發生改變，能夠治療的病症範圍也得以擴大。茶療所用的普洱生茶有些會用當年新茶，而部分病症會使用存放年份較長的茶葉，就是這個道理。

普洱生茶為中國茶療法所常用，主要原因是中國茶療法所選用的茶樹必須達到一定的生物學要求，包括有性繁殖、樹齡大、生長於排水較好爛石上、生長環境較少人為干預等。生產普洱生茶的雲南地區，被認為是中國茶樹最早的發源地，氣候、土壤極適宜茶樹生長，故雲南地區茶樹的資源很多，合乎用藥質量水平的茶樹數量也十分之多。因此，直至目前來說，雲南普洱茶是中國茶療法用藥最多的茶類。

雲南的茶山眾多，各茶山的土壤、地勢、水流以及天氣等因素變化很大，不同茶區甚至同一茶區的各個茶山所生長的茶樹，在品種、生長形態以及內含物都有所不同，所收采的茶葉，性味、歸經與功效存在很大的差異。另外，普洱生茶還是一種可以通過後續陳化改變其藥效的茶品。因此，在運用中國茶療法治病的實踐中，各種普洱生茶的治病功能很廣泛，差異亦很大。在研究普洱生茶的藥效時，茶療醫師必須對茶葉的產地、炮製方法、存放年份及環境等因素有所了解，才能發揮各種普洱生茶的治病特長，達到藥到病除的效果。

第二節　白茶

白茶的品質特徵是芽葉壯嫩，形態自然，白毫滿披，湯色淺淡。主要品種有壽眉、白毫銀針、白牡丹。

性味：味甘、苦，性寒涼。

歸經：歸肺、肝、胃、心經。

功效如下：

一、止咳平喘

白茶多色白，屬中醫五行的金，金氣在五臟為肺，在五色為白，白茶對肺部疾病治療效果尤為突出。白茶能止咳平喘，用治肺熱咳喘，痰色黃質稠。元代忽思慧《飲膳正要》稱茶“去痰熱”；明代繆希雍《神農本草經疏》稱茶“甘寒，入心肺而除熱，則津液生，痰熱解。臟氣既清，腑病不求其止而止矣”。

歷代都有醫家以茶葉入藥，治療咳喘。明代李梃《醫學入門》記載以薄荷茶治療咳嗽：“薄荷茶：治火動咳嗽、便閉及婦人經水不調。細茶、薄荷各四兩，用水七碗煎至二碗，去渣，入蜂蜜四兩，候冷入童便二茶盅，露一宿，每空心溫服一盅。童子癆加薑汁少許。”清代魏之琇《續名醫類案》記載治咳醫案數例，有的以茶葉入藥同煎，亦有茶調組方，如“孫文垣治查少川，夙有哮喘疾，每發則遍身如燎，上氣短促，喉中痰聲響若湯沸，每經七晝夜，汗出漸愈”，予以五虎湯，以“石膏、麻黃、杏仁、枳殼、細茶各一兩，作大劑飲之”，隨飲咳止（俞震《古今醫案按》亦載有此醫案）。歷代醫家用茶治病的臨牀經驗印證了茶葉治療咳喘的功效。

二、清熱解毒

白茶有清熱解毒的功能，能用治於咽喉腫痛，疔瘡麻疹。陳藏器《本草拾遺》稱茶能“破熱氣，除瘴氣”；南朝陶弘景《本草經集注》認為茶能治“惡瘡”。明代都有不少記載茶有清熱解毒的功能，如李中梓《雷公炮製藥性解》稱茶能“消瘡”，徐春甫《古今醫統大全》更認為茶“能解百毒”。

福建省福鼎等白茶產區，自古就有採用陳年白茶治療小兒麻疹，外感發熱的習俗。清代周亮工《閩小記》載：“太姥山古有綠雪芽，今呼白毫，色香俱絕，而尤以鴻雪洞為最，產者性寒涼，功同犀角，為麻疹聖藥。”清代蔣介繁《本草擇要綱目》稱茶“主治瘡”；馮兆張《馮氏錦囊祕錄》認為茶能“除熱治瘡，除煩去垢”；費伯雄《食鑒本草》認為茶葉“氣清能解山嵐障癘之氣、江洋露霧之毒……”現代中藥專書亦記載茶葉清熱解毒的功效，如人民衛生出版社出版的《全國中草藥彙編》記載了一些現代藥理，認為茶能“抗菌消炎”。

三、平肝潛陽

白茶有平肝潛陽的功效，可用治高血壓症。一些東南亞國家，如新加坡、馬來西亞等，民間有飲用陳年白茶，以治療高血壓。東南亞國家的一些藥店，很早以前便把白茶作為藥品出售。白茶有“一年為茶，三年為藥，七年為寶”的稱譽，一般存四五年以上已屬陳年白茶。白茶與普洱生茶一樣，存放多年而香味不退。白茶性寒涼，存放多年後，部分成分轉化為滋水補益之品，使得陳年白茶擁有滋水涵木的功效，能平肝潛陽，治療肝陽上亢之高血壓。肝陰不足，陰不制陽，以致肝陽上亢，出現高血壓。肝陰不足主要是由腎陰虛，腎水不能滋養肝木，以及氣鬱化火，內耗肝陰所致。白茶平肝潛陽，既能補肝陰之不足，又能使亢盛的肝陽得到抑制，使人體陰陽恢復相對平衡。

四、生津止渴

茶葉能生津止渴，用治於口乾舌燥，渴而欲飲，或消渴多飲。與綠茶一樣，白茶亦有良好的生津止渴功效。東漢《華佗神方》“以茶潤喉”；唐代孫思邈《千金翼方》稱茶“治熱渴”；元代忽思慧《飲膳正要》認為茶能“去痰熱，止渴”；

明代李時珍《本草綱目》認為茶能“止渴”；李中梓《雷公炮製藥性解》認為茶可“生津，破熱氣”；李櫄《醫學入門》則稱“茶茗苦，消痰熱渴”。

清代記載茶能生津止渴的專書很多。徐文弼《壽世傳真》、嚴西亭《得配本草》、王士雄《歸硯錄》都稱茶能“除煩止渴”；蔣介繁《本草擇要綱目》稱茶“止渴”；黃宮繡《本草求真》認為茶“治消渴不止”；楊時泰《本草述鈎元》認為茶能“去痰熱，止渴”；顧靖遠《顧松園醫鏡》稱茶：“止渴……甘寒除熱，則肺氣清肅而渴止”。

五、消暑利水

與綠茶一樣，白茶有良好的消暑利水作用，用治於暑熱傷津，口乾咽燥，小便排解不利。宋代陳承《本草別說》稱茶“治傷暑”；元代忽思慧《飲膳正要》稱茶“利水”；清代馮兆張《馮氏錦囊祕錄》、楊時泰《本草述鈎元》都有記載茶能“利小便”，蔣介繁《本草擇要綱目》稱茶“利小便”“並能消暑”。

六、健牙護齒

白茶能健牙護齒，用於治療牙齦腫痛、防止蛀牙。現代實驗研究證明白茶含氟量豐富，有抗酸防蛀的功效。古人從生活經驗中很早已發現茶能固齒，並加以利用。元代李治《敬齋古今注》云：“漱茶則牙齒固利”；宋代蘇東坡《蘇軾文集》卷七十三《漱茶說》載：“以濃茶漱口，煩膩既去……而齒便漱濯，緣此漸堅密”。日本人丹波康賴《醫心方》卷第五《治齒齗間血出方》載：“《經心方》齒齗間出血方：取茗（茶也）草濃煮汁，勿與鹽，適寒溫，含漱……”明代樓英《醫學綱目》載“齒縫中多出血……濃煎茶含漱，亦妙”；吳崑《醫方考》載“晚漱治牙宣……牙宣者，齒根出血也，此以肥甘之熱致病。每於晚膳後，以茶漱而潔之，則病瘉矣”。清代費伯雄《食鑒本草》稱茶能“漱口固齒”；張英《飯後十二合說》認為茶湯能“滌齒頰”。

第三節　黃茶

黃茶的品質特徵是黃湯黃葉，味道醇厚。主要品種有君山銀針、蒙頂黃芽、霍山黃芽等。

黃茶的炮製方法是在綠茶的工序的基礎上，先把鮮茶葉殺青、揉捻，然後進行黃茶獨有的工序"悶黃"，最後乾燥成品。悶黃工序可反覆進行多次，可在殺青炒葉初包後二炒，復包後再炒，而一些黃茶可進行多次包茶、炒茶的工序。黃茶的悶黃時間及次數不同，其茶性亦會有所差異。茶葉本身性微寒，製茶師會按當地工藝需要，決定悶黃的方法、時間及次數。悶黃的時間越長、反覆悶黃的次數越多，發酵的程度越高，其寒性亦往減弱的方向發展。再者，反覆悶黃後再炒烘乾，烘乾的溫度及時間越長，茶葉的性味亦趨向溫性。

性味：味甘、苦，性涼至溫。

歸經：歸脾、胃、心、肺經。

功效如下：

一、健脾溫胃

黃茶茶葉、茶湯均色黃，中醫以脾屬五臟之土，其色在黃，黃茶可用於治療脾胃不足，食積胃腸，脘腹脹悶，噯氣吐酸。南朝的陶弘景在《本草經集注》中稱茶"主治五臟邪氣，厭穀，胃痺……"唐代蘇敬在《新修本草》清楚記載茶能"去痰渴熱……主下氣，消宿食"；孟詵《食療本草》亦稱茶能"利大腸，去熱解痰…主下氣…消宿食"。

宋元時期，對茶葉運脾消食的功能亦多有記載。宋代林洪在《山家清供》中指出"茶即藥也，煎服則去滯而化食"；虞載《古今合璧事類備要外集》認為茶有"飯後飲之消食"之功效；寇宗奭《本草衍義》指出："唐人有言曰：'釋滯消壅，一日之利暫佳。'斯言甚當，飲茶者宜原其始終。"對唐代的茶療消食功能十分贊同。元代李冶《敬齋古今注》稱茶"除痰下氣消宿食"，忽思慧《飲膳正要》記載茶有"消食下氣"的功效。

明清時期的醫家對茶葉消食功效亦多記載。明代李梴《醫學入門》稱茶能"消積止瀉"；龔廷賢《萬病回春》認為茶能"下消食氣"；吳崑《醫方考・傷食門・芽茶》指出"凡造飯成團，以芽茶沃之，粒粒散解。今後凡遇傷於百穀者宜入之。"清代趙學敏《本草綱目拾遺》稱茶能"解除食積"；姚瀾《本草分經》稱茶能"下氣消食"；黃宮繡《本草求真》指出"凡一切食積不化"，茶都有良好的療效；顧靖遠《顧松園醫鏡》認為茶能"消食袪痰熱〔下氣降火，而兼有滌除腸胃之功〕"。除了中醫藥書籍外，吳敏樹《湖上客談年語》記載："君山茶無他葉，其味粗細若一，粗者但陳，收而濃煎之，可消食利氣而無克損之害。”可見黃茶消食的功效已廣為受人們認識及使用。

二、祛痰止咳

黃茶有良好的祛痰止咳的功效，適用於痰多咳嗽，痰色黃質稠。黃茶按其加工不同，其性可由涼至溫。悶黃時間短，悶黃次數少的黃茶，其性偏涼，對於痰黃質稠的熱性咳嗽有很好的療效。

清代王士雄《隨息居飲食譜》記載茶能“肅肺胃”，有“滌熱消痰”之功；趙學敏《本草綱目拾遺》認為茶能“滌痰清肺”；黃宮繡的《本草求真》說茶“能入肺，清痰利水”；馮兆張《馮氏錦囊祕錄》認為茶有“甘寒之性，故入心肺而除熱，消痰利水解毒……逐痰涎”；王士雄《歸硯錄》認為茶能“吐風痰……肅肺胃”；程鵬程《急救廣生集》記載茶可“消痰嗽”。近代喉科專著黃真人撰寫《喉科祕訣·附痰熱喉辨方》道：“痰熱喉初起，不常有痰，粘咽吐津，咽乾，得茶湯潤而出之。”由上可見，無論是古代醫家經驗的累積，或是近代臨牀用藥的實踐，都體現了茶葉祛痰止咳的功效。

三、清熱解毒

黃茶能清熱解毒，用治於咽喉腫痛，口舌生瘡，皮膚濕疹，小便赤澀。清代徐大椿《藥性切用》說茶能“瀉熱”；凌奐《本草害利》記載茶能“消痔漏等瘡”；黃宮繡《本草求真》稱茶能“清熱解毒”“清胃腎火”，“茶茗（專入胃腎），大者為茗，小者為茶。茶稟天地至清之氣，得春露以培，生意充足，纖芥滓穢不受”，又把茶茗列入瀉腎火、瀉胃火及解胃毒的中藥名列中。顧靖遠《顧松園醫鏡》認為茶可“解炙爆之毒……解酒食之毒”，可見茶葉清熱解毒之功。

第四節　青茶

青茶的品種眾多，大多數帶有天然花香味。主要品種有鐵觀音、武夷岩茶、鳳凰單叢、台灣烏龍。

青茶發酵及焙火程度不同，茶性便會有所差異。發酵程度較低，輕焙火者，茶性偏涼；發酵程度較高，焙火較重者，茶性由平性至偏溫。

性味：味甘、苦，性涼至溫（視乎發酵及焙火程度而定）。

歸經：歸心、胃、肝、脾、肺經。

功效如下：

一、提神醒腦

青茶能提神醒腦，用於精神困倦，頭昏腦脹，昏昏欲睡。南宋趙希鵠《調變類編》云："少飲則醒神思……晚茶令人不寐，有心事者忌之。"元代忽思慧《飲膳正要》稱茶能"清神少睡"。明代李中梓《雷公炮製藥性解》提到茶能"醒睡"。青茶的天然花果香味能令人精神振奮、心曠神怡，提神醒腦功效較佳。

清代醫藥書籍關於茶葉提神醒腦功效的記載頗多，如姚瀾《本草分經》記載茶能“醒昏睡，能清神”；黃凱鈞《藥籠小品》認為茶能“醒昏睡”；馮兆張《馮氏錦囊祕錄》認為茶“多服少睡”；王士雄《歸硯錄》認為茶能“清神醒睡”；汪訒庵《本草易讀 》認為茶能“醒眠睡”；張秉成《本草便讀》也記載茶“令人少睡”；養生書典及方志書籍亦有載茶醒睡的功能，如陳眉公《致富奇書廣集》記載茶：“令人少睡有力，悅志”；沈李龍《食物本草會纂》記載載：“使人不睡。”

二、解鬱悅志

自古以來，不少醫書記載茶能解鬱，使人心情放鬆，茶療也是治療情緒病的良好方法。漢代託名神農氏所撰《神農食經》載：“茶茗久服，令人有力、悅志。”唐代孫思邈《千金食治》及明代李時珍《本草綱目》有茶能“悅志”的記載。

清代張璐《本經逢原》指出茶能“開鬱利氣”，使人“有力悅志”。自古以來，不少文人雅士以飲茶為樂，在詩文中看出茶飲對他們情志上的影響。清代袁枚在《隨園食單》中提到品嚐武夷茶：“一杯之後，再試一二杯，令人釋躁平矜，怡情悅性，始覺龍井雖清而味薄矣，陽羨雖佳而韻遜矣。頗有玉與水晶，品格不同之故。故武夷享天下盛名，真乃不忝。且可以瀹至三次，而其味猶未盡。”汪士慎《武夷三味》載：“初嚐香味烈，再啜有餘清。煩熱胸中遣，涼芳舌上生。嚴如對廉介，肅若見傾城。記此擎甌處，藤花落檻輕。”青茶的天然花果香味除能益思維、清心神外，還有破煩惱、盪憂慄的功效，在眾多茶品中，青茶治療情志疾病上效果尤佳。

三、去膩消食

青茶能去膩消食，用治於過食肥厚，食滯腸胃，脹悶作痛，噯氣呃逆。北宋蘇軾的東坡雜記稱茶能“去膩”；南宋趙希鵠《調變類編》記載：“茶能止渴消食”；元代吳瑞《日用本草》稱茶可“解膩”；明代繆希雍《本草經疏》記載，茶能“下氣消食者，苦能下泄，故氣下火降，而兼滌除腸胃，則食自消矣”；清代曹慈山《老老恆言》說：“飯後飲之可解肥濃”；張英《飯有十二合說》認為茶“解葷醒”；陳眉公《致富奇書廣集》認為茶“能下氣消食”；王宏翰《古今醫史》載沈鐸曰：“只烹濃茶飲之，而愈王問對曰：茶能滌膈中之膩”；嚴西亭《得配本草》認為茶能“去油膩”、“降火消痰”；張秉成《本草便讀》認為“能清心而入胃，滌垢除煩，可消食以行痰……能蠲除上焦鬱熱垢膩，除痰化食”。

明代趙學敏《本草綱目拾遺》對不同的茶品有深刻的研究，其中“武夷茶……最消食下氣”；江涵暾《筆花醫鏡》認為一些中藥有涼脾之功，把武夷茶與其他中藥，如大黃、黃芩、栝蔞霜、黃柏等，稱為涼脾猛將；淩奐《本草害利》亦認為茶能“下氣消食，去痰熱”，而“武夷茶，消食偏長，飲之宜熱”。清代趙學敏《本草綱目拾遺》評價武夷青茶，“性溫，不傷胃，凡茶癖停飲者宜之”；陸廷燦《續茶經》引王草堂《茶說》，指出武夷山有三位茶，“相傳能解醒消脹”。清末民初，蔣希召在《蔣叔南遊記》第一集中記載：“武夷之茶，性溫味濃，極其消食。”由上可見，無論是醫家用藥經驗還是民間用茶經驗，對武夷青茶的消食功能都有很高的評價。

四、生津止渴

青茶能生津止渴，用治於汗出過多，津液不足，口乾舌燥。南宋趙希鵠《調變類編》稱茶能“止渴消食”；明代龔廷賢《壽世保元》認為茶有“熱渴能濟”的功效。清代王士雄《隨息居飲食譜》、淩奐《本草害利》都記載了茶能“除煩渴”；沈李龍《食物本草會纂》認為茶能“止渴生津液”；汪訒庵《本草易讀》載茶能“止燥渴”；姚瀾《本草分經》認為茶“並能消暑”。青茶的性味雖然沒有綠茶、白茶寒涼，但其亦有良好的生津止渴功效。

五、去脂

青茶有良好的去脂作用，其治療肥胖症的功能亦為現代醫學界所重視。南宋趙希鵠《調變類編》記載“空心茶去人脂”；元代賈銘《飲食須知》、清代沈李龍《食物本草會纂》

都認為茶有“久飲令人瘦，去人脂”的功效；趙學敏《本草綱目拾遺》記載茶能“去人脂”；費伯雄《食鑒本草》稱茶“多飲去人脂”；黃宮繡《本草求真》、馮兆張《馮氏錦囊祕錄》稱茶“久服瘦人”。曹廷棟《老老恆言》主張飯後飲茶，因“茶能解渴，亦能致渴。蕩滌精液居耳。……惟飯後飲之，可解肥濃。”

六、止瀉治痢

青茶有止瀉治痢的功效。明代李時珍《本草綱目》記載“治休息痢：救生苦海……烏梅肉、武夷茶、乾薑，為丸服。”說明青茶有治痢的藥用功能。清代馮兆張《馮氏錦囊祕錄》說茶能“止赤白痢”；汪訒庵《本草易讀》記載“熱毒下痢赤白，好茶一斤，炙，搗末煎服”；顧靖遠《顧松園醫鏡》記載“治便血熱毒，下痢〔赤白〕亦用之”。在青茶的製茶方法發明以前，中國已用綠茶來治痢，由於綠茶的寒性較重，對於一些寒證痢疾，一般以生薑、乾薑相配伍。青茶有止瀉治痢的功效，而其寒熱之性，又可以通過控制發酵、烘焙的程度加以控制，因此，適合治療寒證痢疾，不需加上其他中藥，亦可達到祛寒止瀉的功效。

第五節　紅茶

紅茶的品質特徵是紅湯紅葉，果香濃郁。主要品種有祁門紅茶、滇紅茶、寧紅茶、正山小種等。

性味：味甘、辛，性溫。

歸經：歸心、胃、腎、肺經。

功效如下：

一、活血通脈

在眾多茶類中，紅茶的溫通之功尤為突出。紅茶是全發酵的茶類，由綠色的茶葉發酵至紅色，從中醫藥的理論去理解，是一個"由陰轉陽"的過程，這個過程使紅茶由性寒涼轉為性溫，其溫性達到能溫陽的功效。紅茶滋味甘醇，又帶辛味，甘味使紅茶有溫補作用，辛味能散能行。同時，紅茶茶湯色紅，五行屬火，在五臟為心，心主血脈，故紅茶又能入血，在溫陽補氣之餘，又能行氣行血。故此，各茶類中紅茶尤具溫陽活血，通脈調經之功效，對心脈阻塞、血流不暢、痛經閉經等尤為有效；又適合治療體質虛寒，手足不溫等。

紅茶性溫，飲後可祛寒暖身。茶葉本性寒涼，在沒有發明紅茶製茶方法前，茶葉多製成綠茶、白茶，性味偏涼，《本草綱目》指出：“若虛寒及血弱之人飲之，既久則脾胃惡寒，元氣暗損，土不制水，精血潛虛”。但茶葉經發酵及乾燥加工後，性味有所改變，如紅茶在眾茶類中性味較溫，由於其溫性強，故能達到溫陽活血的效果，大大擴大了茶葉的治病範疇。

二、溫陽散寒

紅茶能溫陽散寒，故又能除寒濕，用於治風寒濕邪外襲，惡寒頭痛，肢節酸痛。明代李時珍《本草綱目》記載茶能“輕汗發而肌骨清”；李梴《醫學入門》認為茶“兼治氣壅腰疼，轉動不得，心痛不可忍”；盧子頤《本草乘雅半偈》認為茶能“暢人四肢，舒人百節”。茶能溫陽散寒，治療腰痛及各關節不適之症。

清代醫家認同茶溫陽散寒，除濕通絡的功效。趙學敏《本草綱目拾遺》稱茶能“祛風濕”；汪訒庵《本草易讀》記載：“腰痛難移，煎茶五合，同醋二合服之”，能解除腰痛之症。除了適用於寒濕阻絡導致的痛及肢體之症，茶亦有散外寒的功效，故對於外感風寒之症，亦可散寒治病。因此，徐文弼《壽世傳真》認為茶“治小傷風寒可常用”。

三、暖胃止瀉

紅茶能暖胃止瀉，用治於脾胃寒濕，泛酸作痛，泄瀉下痢。宋代陳承《本草別說》稱茶：“合醋治泄痢甚效”。紅茶素有“暖胃”之說，散寒之力偏勝，尤其適合脾胃虛寒之人飲用。

四、下氣止逆

紅茶能下氣止逆，用治食滯腸胃，腹脹噯氣，大便不通。明代李梴《醫學入門》認為茶能“下氣消食，止瀉及赤白痢，利大小便”；龔廷賢《壽世保元》、皇甫中《明醫指掌》亦載茶能“下消食氣”。清代亦記載了茶葉對調理脾胃的功效，如王士雄《歸硯錄》稱茶能“去油垢，肅肺胃”，能肅降肺胃之氣，故能下氣止逆；馮兆張《馮氏錦囊祕錄》亦稱茶能“下氣消宿食”。相比其他茶類，紅茶性味偏溫，能降腸胃之氣，又可溫通，故既可下氣消食，亦能除脹通便，適合於體質虛寒證屬脾胃寒濕者。

第六節　黑茶

黑茶的品質特徵是黃湯褐葉，味道醇濃。主要品種有雲南普洱茶熟茶、湖南茯磚茶、湖北青磚茶、廣西六堡茶。

性味：味甘，性溫。

歸經：歸脾、胃、腎、肝、心經。

功效如下：

一、消滯去膩

黑茶能消滯去膩，用治過食肥膩肉類，脘腹脹悶，噯腐吐酸，不思飲食。黑茶有較強的消滯去膩功效，尤其適合好食肉類的肥胖人士飲用。明代李時珍《本草綱目》認為湖南黑茶能"下膈氣、消滯"；清代徐大椿《藥性切用》記載茶"善消油膩"；汪訒庵《本草備要》、吳儀洛《本草從新》記載茶"下氣消食"；汪訒庵《本草易讀》認為茶能"消酒食"；李梴《醫學入門》認為茶不但能"下氣消食"，還能"利大小便"；江涵暾《筆花醫鏡》認為茶"最能消脹"。由於茶有消食作用，故成為飯後常飲用之物。張英《飯有十二合說》認為飯後飲茶，能"通利腸胃也"；張澍《蜀典》認為茶在"飯後飲之消食”。

二、解煎炙毒

黑茶除了擁有良好的消食去膩功效，亦可以解煎炙毒，用治於因過食乳品、肉類等以引起的各種不適。明代李中梓《雷公炮製藥性解》稱茶能“解煎炙毒”；清代趙學敏《本草綱目拾遺》認為普洱茶“味苦性刻，解油膩牛羊毒”；勞大興《甌江逸志》稱茶能“解油膩牛羊毒”；徐文弼《壽世傳真》、淩奐《本草害利》、姚瀾《本草分經》認為茶能解“食油膩燒炙之毒”；黃凱鈞《藥籠小品》記載茶“解肉毒”；蔣介繁《本草擇要綱目》記載茶能解“食毒，凡膏粱炙諸濃味啜之為良”；黃宮繡《本草求真》認為茶“是以垢膩能滌，炙爆能解”；馮兆張《馮氏錦囊祕錄》認為茶：“且稟天地至清之氣，生於山谷沙土之中，感雲露之氣以為滋培，不受纖芥滓穢，故能除滌一切垢膩，解炙爆之毒也”；阮福《普洱茶記》認為普洱茶發酵後能“解毒”。

明代談修《漏露漫錄》記載青藏牧民飲茶助消化，“茶之為物，西戎土番，古今皆仰給之，以其腥羶肉之食非茶不消，青稞之熱非茶不解。”于慎行《谷山筆麈》說：“番人以茶為藥，療百病皆瘥，不得則死。”以茶消乳食乃牧民獨有，徐春甫《古今醫統大全》記載：“洪武中，肅王疾，召診。問知平日嗜乳酪，只烹濃茶飲之而愈。王問，對曰：茶能滌膈中之膩故也。王神其術，遂奏授本府良醫云。”清代周藹聯《竺國紀遊》記載：“番民以茶為生，缺之必病……糌粑乾澀而不適口，非茶以蕩滌之，則腸胃不能通利。”從青藏牧民的日常飲食習慣可見，黑茶能消食，亦可以解除因飲食不節所致的各種疾病，有解食毒作用，成為不可或缺的日常飲料。

三、溫胃養胃

黑茶能溫胃養胃，用於胃中伏寒，時時作痛，遇寒加劇，泛酸欲吐。黑茶性溫，功專溫胃散寒止痛。明代李時珍《本草綱目》、清代趙學敏《本草綱目拾遺》都記載黑茶能“和胃……去寒”。清代趙學敏《本草綱目拾遺》還記載“苦中帶甘，食之清神，和胃……去寒”。清代王士雄《歸硯錄》稱茶能“肅肺胃”，即肅降肺胃之氣，故能和胃止逆。

黑茶與紅茶一樣，都是發酵程度較高的茶類。黑茶經過後發酵後，茶湯變至色黑，與紅茶同樣，經過由陰轉陽的過程，茶性亦由寒涼轉為性溫，加上黑茶味甘厚醇，故能溫胃養胃，降腸胃之氣，可治療腹脘冷痛，除脹下氣，適用於脾胃虛寒及實寒之證。

四、祛風醒酒

黑茶能祛風醒酒，用治於酒醉不醒，或酒後汗出當風，外感風寒。明代李時珍《本草綱目》稱“普洱茶膏，黑如漆，醒酒第一”；李中梓《本草通玄》認為茶能“解炙煿毒、酒毒”。清代趙學敏《本草綱目拾遺》認為“普洱茶膏，醒酒……功力尤大”；嚴西亭《得配本草》記載茶能“解酒食毒”，茶不但能解食毒，亦能解酒毒，解除飲酒導致的不適症狀。姚瀾《本草分經》及蔣介繁《本草擇要綱目》認為茶能“解酒”；張秉成《本草便讀》說茶能“解酲”；而沈李龍《食物本草會纂》則記載茶能“去積滯穢惡，醉飽後，飲數杯最宜。”

第八章

茶療法的配伍原則與方法

茶療與傳統中醫處方一樣，可以按照病證的需要，確定茶療方。茶療方可以是一種茶品，亦可是兩種或以上的茶品配伍使用。茶療方與傳統中醫藥的配伍一樣，都是根據中藥配伍的原則進行。此外，茶療方的劑量及療程設計，都需要茶療醫師按病證的特點制定標準，患者亦必須按指導用茶。

第一節　茶療方的配伍

一、茶葉的配伍方法

單行

茶療方可單用一種茶品治療疾病，適用於病情比較輕淺、病證比較單純的情況，往往選擇一種針對性較強的茶品即可達到治療目的。例如：飲綠茶以美容廋身；飲熟普洱茶治胃寒證。這種配伍方法的特點是製作簡單，易於掌握。

相須

茶療方可以兩種茶品或以上組成配方飲用，兩種性味功效相近的茶品配伍使用，可以以相互促進、增強療效，相須為用。

相使

兩種性味功效存在某種共性的茶品配合使用，一種茶品為主，另一種茶品為輔，輔藥可以提高主藥的功效。例如，治療肝鬱脾虛之證，茶療師可選擇一種疏肝功能較好的茶品，配伍另一種健脾的茶品，兩者同時服用，以收疏肝健脾之功。

茶療與傳統中醫藥配方一樣，可以按病證的需要而加入適當的茶品。在治療一些病情不太複雜的病證時，採用以上的配伍方法可已達到治療目的，所用的配方茶品也只需一兩種便可。如果治療病情複雜的病證，所需配伍的茶品亦更多，則可按君、臣、佐、使的方法配製茶療方，但必須注意的是，選取所用的茶品時宜精簡，量宜少，必須儘盡以最少的茶品、最少的劑量，達到治癒的效果。茶葉配伍是一門很有講究的學問，茶藥雖是藥品，但茶療與傳統中醫藥的不同之處，在於茶湯的色、香、味能令服藥者愉快用藥，這些都是茶療必須具備的。故茶療配方在沖泡或煎煮後，湯色應透徹明亮、湯氣應芬香馥郁、湯味應甘醇可口，只有色、香、味、效俱全，才能稱得上一首配伍成功的茶療方，飲用的人才能賞心悅目，樂於長期飲用。

二、茶葉與其他中藥的配伍

茶療法所研究的配伍只包括單味茶品或不同茶品的配伍組合，並不包括茶葉與其他中藥或食品的配伍同用。現在坊間有不少茶療的藥方，以茶葉配伍不同中藥，如人參茶、玫瑰花茶、茉莉花茶、菊花茶、羅漢果花茶等等。傳統中醫經常以茶葉入藥，或以茶湯送服藥丸，如《太平惠民和劑局方》

的“川芎茶調散”，以川芎、防風、細辛、羌活、白芷等中藥為細末，以茶清調下。

對中醫而言，中藥配伍的考慮是如何發揮不同藥物的優點，使配伍後的配方更能適合患者服用，發揮最大的治病功能。茶葉有解毒功能，除了使其他中藥的毒性減少外，亦容易影響中藥的藥性。配伍後有可能增加、亦可能降低藥方的治病功能，甚至損害身體健康。因此，必須充分了解茶葉及各種配料的性味、功效，借鑒前人用藥經驗，根據中醫藥的配伍理論，對證施藥，並經過長期臨牀觀察才能得出結論，切勿亂投藥物，影響治療效果。

第二節　劑量

一、種數宜少

茶療配方種數宜少，即採用的茶品不宜過多，除非治療一些十分複雜的病證，否則一般只需配伍 1-2 種即可，如果茶品過多，一則各種茶品功效可能會互相牽制或抵銷，從而影響治療效果；二則種類過多，無可避免會影響茶湯的味道，不利於長期飲用。

二、用量宜輕

單方茶療一般以 4-5 克為宜，即使是兩種或以上的茶療方，總用量不應過重。茶療採用小劑量的原因有二：一則方便沖泡。茶療的器具容積比較小，一般在 110 毫升左右，難以盛載大量茶葉，特別是沖泡後茶葉脹大，過於狹小的空間不利於茶葉的有效成分釋出。二則避免飲用過量。由於茶療是一個持之以恆的過程，切勿抱着飲用幾次大劑量的茶療方就能達到效果的心態，應本着“潤物細無聲”的原則，每天適量，堅持長期少少飲之，才是正確的茶療之道。

三、飲用分量

同為 4-5 克的分量，沖泡或煎煮的用水量對茶效都有一定的影響。茶療的製作方法不同，用水量可有所區別，這點我們在論述製作茶療方法時再詳細解說。茶療師必須僅記用水多少、沖茶的次數、每次飲用茶湯的總量多少亦要細心考慮，並在治療方案中說明。

第三節　療程

一、飲用的時間與次數

若用於日常養生保健，飲用茶療方可不限時間和次數，每次適量飲之，以個人感覺舒服為準。若用於治療疾病，則根據具體病情而制定飲用的療程，而且必須在治療方案中明確服用的時間是在上午、中午還是晚上，或在特殊的時間（如病發前服用等），以及飲用的次數是一日一服、一日兩服、還是全日時時飲用，並告訴患者。某些慢性病患者還應合理安排飲用時間，如胃及十二指腸潰瘍患者不宜在空腹時飲用；失眠患者不宜在睡前飲用，以免影響睡眠；正在服用中西藥物的患者，不宜與茶湯一起同服，兩者應相隔一個半小時左右服用。

二、療程的長短

病程較長的病證，如腎陽虛證、大腸虛寒證、痰濕證、肝鬱證等，可以六天左右為一個療程，連續飲用三四個療程後，再根據病情變化調整茶療方及療程。病程較短的病證，如肺經風熱證、肺寒證、食滯證等，可以三四天為一個療程，連續飲用兩三個療程，再視病情變化而決定是否繼續飲用。若只用於日常養生保健，則可以根據體質變化和個人情況靈活安排飲用療程。

第九章

茶療法的製作與使用

茶療是用藥量最少的治療方法之一。茶療要求使用數克的茶葉，沖泡成數杯茶湯，便可達到治療疾病的效果。因此，茶療的每一環節要求都十分高。茶療的製作材料包括茶葉及煎泡用水，這兩者品質的好與壞，不單影響茶湯的色、香、味，對茶療來說，更重要的是影響療效。除此以外，茶葉的用量、沖泡的水溫、時間、所用的器皿、飲用的時間、次數，以及飲用的環境氣氛，對茶葉的藥效都有很大的影響。因此，我們經常強調中國茶療法的核心組成部分由三個部分構成，即選茶法、製茶法和泡飲法，缺一不可。

第一節　茶葉的選擇

茶療以茶葉為藥。選擇合適的茶葉是茶療的第一步。市面上的茶葉種類繁多，茶療必須“依證選茶”，即選擇符合個人體質和病證需要的茶類。一般而言，寒性體質和寒證應選用紅茶、黑茶、普洱熟茶；熱性體質和熱證應選用綠茶、白茶、部分黃茶、普洱生茶。對於一些較複雜的病證，例如寒熱並重、虛實夾雜的病證，單獨用寒藥或熱藥都未能對證，便可給予複方，使用多種茶品，配方飲用。同樣是清熱茶品，由於歸經不同，一些茶品能清肺熱，一些茶品能清胃熱，一些茶品清肝熱的效果比較好，因此，以茶為藥，使用時與傳統中藥一樣，除了寒熱性質外，對各種茶品的歸經、功能都必須了解。茶療是一種新的療法，起步不如傳統中醫用藥那麼早，所以，茶療師必須對各種茶品了解深刻，吸收前人用茶的經驗，並在臨牀及日常飲用中，勇於嘗試、仔細觀察、反復驗證，累積了經驗，才能選擇到適當的茶品以治病。

有療效的茶葉，必須品質優良。分辨茶葉的好壞亦有一定的標準，可以通過“一看“、”二聞“、”三泡”進行基本鑒別。“一看”是先觀察茶葉的外形和色澤，品質優良者一般茶形規則，大小均勻，茶梗、葉柄、茶籽較少，色澤光亮。看清楚了，便進行“二聞”。好茶聞起來有一股撲鼻的清香，香味濃郁耐聞；品質欠佳的茶葉香味較弱或者沒有香味，甚至有一股霉味，一些嗅覺靈敏的人，可能會嗅到一些化學物的刺激氣味。最後是“三泡”，沖泡茶葉以觀察茶湯色澤和品嚐茶味。品質優良的茶葉，湯色清透明亮，味道甘醇潤喉、齒頰留香，反之則渾濁晦暗，味道苦澀發麻。由於六大基本茶類各自包含了多個茶葉品種，每種茶葉又各具形、色、香、味，鑒別茶葉的好壞其實就是一門專門的學問。

茶療的重點在於研究茶葉的治病功能，由於所用的茶葉品質都屬優良，故看、聞、泡都必須過關。但對茶療來說，重點不在於賞茶和品茶，如何發揮茶的療效才是首要目的，因此，為了提高或保留茶葉的治病能力，有時我們亦會犧牲茶的色、香、味。例如：苦能泄，能清熱，若以茶品清熱解毒，茶葉必須保留適當的苦味，不能在炮製工序把苦味去盡，在沖泡上亦不應以紫砂壺把苦味減退。又以香氣為例，在製作日常飲用的茶品時，製茶師會想辦法把茶的香氣提高，如加重炒茶、烘茶，以增加茶葉、茶湯香氣。但炒茶、烘茶這些工序會把茶葉的內含物轉化為芳香物質，茶療內含物會因此減少，可能會影響到茶葉的治病功能。故茶療製茶，不會特別要求提高香氣，除非該茶品有需要以其芳香物質發揮聞香通竅或鎮靜安神的治療用途。

第二節　用水的選擇

水的品質是茶療十分重要的一環，使用品質不佳或不合適的水，不單影響茶湯的味道，也降低了茶療的功效。明代許次紓在《茶疏》中云："精茗蘊香，藉水而發，無水不可與論茶也。"張大復在《梅花草堂筆談》中提到："茶性必發於水，八分之茶遇水十分，茶亦十分；八分之水試茶十分，茶只八分耳。"張源在《茶錄》中說道："茶者水之神，水者茶之體，非真水莫顯其神，非精茶曷窺其體。"中國古代醫家對"水"有不少的論述，認識到水不單是藥湯的載體，而且優質的水本身也是一味藥，可以治病。更何況與茶相配伍，發揮相輔相成的作用。

一、水的療效

明代李時珍在《本草綱目．水部》記載了不同的水的性味及功效，是人類對水的飲用經驗的一大總結。《本草綱目》云："水者……其體純陰，其用純陽。上則為雨露霜雪，下則為海河泉井。流止寒溫，氣之所鍾既異；甘淡鹹苦，味之所入不同。是以昔人分別九州水土，以辨人之美惡壽夭。蓋水為萬化之源，土為萬物之母。飲資於水，食資於土。飲食者，人之命脈也，而營衛賴之。故曰：水去則營竭，穀去則衛亡。然則水之性味，尤慎疾衛生者之所當潛心也。”李時珍認為“水為萬化之源”。一方水土養一方人，水可以決定各地人的體質與健康，而不同來源的水，其性味之不同，對人的健康亦有差異，所以，茶療用水除了作為茶葉內含物的載體外，其本身也有治療功效。

《本草綱目》將 43 種水分列為 13 種天水、30 種地水。天水從天空而下，包括雨水、潦水、露水、甘露、甘露蜜、明水、冬霜、臘雪、雹、夏冰、神水、半天河和屋漏水。以下僅列舉部分：

- **雨水：為天降之水。**

【釋明】時珍曰：“地氣升為雲，天氣降為雨……”。

【氣味】鹹，平，無毒。

- **立春雨水**

【主治】……宜煎發散及補中益氣藥（時珍）。

【發明】時珍曰：“虞摶《醫學正傳》云：立春節雨水，其性始是春升生發之氣，故可以煮中氣不足、清氣不升之藥。……”

• 潦水：為雨後的積水。

【氣味】甘，平，無毒。

【主治】煎調脾胃、去濕熱之藥（時珍）。

【發明】成無己曰："仲景治傷寒瘀熱在裏，身發黃，麻黃連翹赤小豆湯，煎用潦水者，取其味薄而不助濕氣，利熱也。"

• 露水：出現在早上或夜間，由於氣溫較低，物體表面溫度低於露點，氣化的水分會液化成水液，凝聚在葉草表面上。李時珍稱它為"陰氣之液"。

【氣味】甘，平，無毒。

【主治】秋露繁時，以盤收取，煎如飴，令人延年不飢（藏器）。　肅殺之氣，宜煎潤肺殺祟之藥，及調疥癬蟲癩諸散（虞摶）。

百草頭上秋露，未稀時收取，愈百疾，止消渴，令人身輕不飢，肥肉悅澤。別有化雲母作粉服法（藏器）。八月朔日收取，摩墨點太陽穴，止頭痛；點膏肓穴，治勞瘵，謂之天灸（時珍）。

百花上露，令人好顏色（藏器）。

柏葉上露、菖蒲上露，並能明目，旦旦洗之（時珍）。

韭葉上露，去白癜風，旦旦塗之（時珍）。

淩霄花上露，入目損目。

前人稱露水有治愈百疾之功。郭憲《洞冥記》有一記載，“漢武帝時，有吉雲國，出吉雲草，食之不死。日照之，露皆五色。東方朔得玄、青、黃三露，各盛五合，以獻於帝。賜羣臣服之，病皆愈。”古代有吸風飲露之說，“日初出處，露皆如飴”，把露水作食物；楊貴妃每晨吸花上露，以止渴解酲，可見前人對露水的評價很高。

・甘露：為甘美的露水。作為優質的露水，甘露出現於人煙稀少、沒有污染的地方。

【釋明】……時珍曰：按瑞應圖云：“甘露，美露也。神靈之精，仁瑞之澤，其凝如脂，其甘如飴，故有甘、膏、酒、漿之名。”《晉中興書》云：“王者敬養耆老，則降於松柏；尊賢容衆，則降於竹葦。”

【氣味】甘，大寒，無毒。

【主治】食之潤五臟，長年，不飢，神仙（藏器）。

冬霜：指冬天夜間植物散熱較慢，地面的溫度寒冷，清晨之時，水氣散發慢，凝聚在植物表面成霜。

【釋明】時珍曰：“陰盛則露凝為霜，霜能殺物而露能滋物，性隨時異也。”【氣味】甘，寒，無毒。

【主治】食之解酒熱，傷寒鼻塞，酒後諸熱面赤者（藏器）。和蚌粉，傅暑月痱瘡，及腋下赤腫，立瘥（陳承）。

・臘雪：指臘月（每年農曆十二月）收集的雪花所融化的雪水。臘月水為大寒之水，善於治療熱症。

【氣味】甘，冷，無毒。

【主治】解一切毒，治天行時氣溫疫，小兒熱癇狂啼，大人丹石發動，酒後暴熱，黃疸，仍小溫服之（藏器）。洗目，退赤（張從正）。煎茶煮粥，解熱止渴（吳瑞）。宜煎傷寒火暍之藥，抹痱亦良（時珍）。

除了天水，李時珍還例舉30種地水。地水是從天空降至地面，或滲透到地下的水。地水包括流水、井泉水、節氣水、醴泉、玉井水、乳穴水、溫湯、碧海水、鹽膽水、阿井水、山巖泉水、古塚中水、糧罌中水、赤龍浴水、車轍中水、地漿、熱湯、生熟湯、齏水、漿水、甑汽水、銅壺滴漏水、市門溺坑水、三家洗碗水、磨刀水、浸藍水、豬槽中水、市門溺水、洗手足水及洗兒湯。部分地水可用於泡茶，茲將其論述之。

流水：指江河或溪澗內流動的水。

李時珍云："其外動而性靜，其質柔而氣剛，與湖澤陂塘之止水不同。"但江河水渾濁，而溪澗水清澈，各有不同，故李時珍認為必須分辨清楚，"其入藥，豈可無辨乎。"

·千里水：東流水　甘瀾水（一名勞水）

【氣味】甘，平，無毒。

【主治】病後虛弱，揚之萬遍，煮藥禁神最驗（藏器）。主五勞七傷，腎虛脾弱，陽盛陰虛，目不能瞑，及霍亂吐利，傷寒後欲作奔豚（時珍）。

·逆流水

【主治】中風、卒厥、頭風、瘧疾、咽喉諸病，宣吐痰飲（時珍）。

同是流水，其流動的速度、方向不一，性味及功效差異很大。甘瀾水又稱勞水，將水放在盆內，用瓢將水揚起來，又倒下去，反覆多次，直至水面上有無數水珠滾動，便可用之煎藥。李時珍認為“蓋水性本鹹而體重，勞之則甘而輕，取其不助腎氣而益脾胃也”，故張仲景用之以煎茯苓桂枝甘草大棗湯方，治療奔豚病。東流水及千里水性質相近，“其性急速而下達，故通二便風痺之藥用之。”逆流水，“其性逆而倒上，故發吐痰飲之藥用之也”。

井泉水：即井水，包括井華水、新汲水。

水源從地底泉脈而來者品質最好，從江河中浸滲而來者次之。城市人口稠密，井水容易受污染而變質，須先煎滾，停頓一些時間，待雜質下沉後取其上之清水用之。此外，渾濁、帶泥、生蟲的井水，不應使用。

• 井華水：每天早晨第一次汲的井水

【氣味】甘，平，無毒。

【主治】酒後熱痢，洗目中膚翳，治人大驚，九竅四肢指歧皆出血，以水噀面。和硃砂服，令人好顏色，鎮心安神。治口臭，堪煉諸藥石。投酒醋，令不腐（嘉祐）。宜煎補陰之藥（虞摶）。宜煎一切痰火氣血藥（時珍）。

• 新汲水：不管何時，只要是初汲的井水稱為新汲水。

【主治】消渴反胃，熱痢熱淋，小便赤澀，卻邪調中，下熱氣，並宜飲之。射癰腫令散，洗漆瘡。治墜損腸出，冷噴其身面，則腸自入也。又解閉口椒毒，下魚骨哽（嘉祐）。解馬刀毒（之才）。解砒石、烏喙、燒酒、煤炭毒。治熱悶昏瞀煩渴（時珍）。

• 節氣水：李時珍不單指出不同的水的性味、功能不同，同時亦注意到水在不同節氣所產生的變化。

【集解】時珍曰："一年二十四節氣，一節主半月，水之氣味，隨之變遷，此乃天地之氣候相感，又非疆域之限也。……"

立春、清明二節貯水，謂之神水。

【主治】宜浸造諸風、脾胃虛損、諸丹丸散及藥酒，久留不壞。

- **寒露、冬至、小寒、大寒四節，及臘日水。**

【主治】宜浸造滋補五臟及痰火、積聚、蟲毒諸丹丸，並煮釀藥酒，與雪水同功。

- **立秋日五更井華水。**

【主治】長幼各飲一杯，能卻瘧痢百病。

- **重午日午時水**

【主治】宜造瘧痢瘡瘍金瘡、百蟲蠱毒諸丹丸。

- **小滿、芒種、白露三節內水**

【主治】並有毒。造藥，釀酒、醋一應食物，皆易敗壞。人飲之，亦生脾胃疾。

- **醴泉：指具有薄酒味道的泉水，水質佳，可以延年。**

【氣味】甘，平，無毒。

【主治】心腹痛，疰忤鬼氣邪穢之屬，並就泉空腹飲之。又止熱消渴及反胃霍亂為上，亦以新汲者為佳（藏器）。

• 玉井水：出產玉石的山谷的水泉稱為玉井水。

【氣味】甘，平，無毒。

【主治】久服神仙，令人體潤，毛髮不白（藏器）。

• 乳穴水：從岩洞涓涓流出的水稱為乳穴水，此水比其他水重，燒開後，水面浮有細鹽粒。

【氣味】甘，溫，無毒。

【主治】久服肥健人，能食，體潤不老，與鍾乳同功（藏器）。

• 阿井水：指古東阿縣阿井之水，"其性趣下，清而且重，用攪濁水則清，故以治淤濁及逆上之痰也"。

【氣味】甘、鹹，平，無毒。

【主治】下膈，疏痰，止吐（時珍）。

• 山巖泉水：山岩土石間所出之泉，流為溪澗者，稱山巖泉水。

【氣味】甘，平，無毒。

【主治】霍亂煩悶，嘔吐腹空，轉筋恐入腹，宜多服之，名曰洗腸。勿令腹空，空則更服。人皆懼此，然嘗試有效。但身冷力弱者，防致臟寒，當以意消息之（藏器）。

・熱湯：又名百沸湯、麻沸湯、太和湯，即白開水，須煮開多次，使污濁之物下沉或上散，有利潔淨水質。若未煮開便服用，“飲之反傷元氣，作脹”。

【氣味】甘，平，無毒。

【主治】助陽氣，行經絡（宗奭）。熨霍亂轉筋入腹及客忤死（嘉祐）。

・甑氣水：指在煮食時，在甑蓬四邊滴下的氣水，以盤承取用。

【主治】以器承取，沐頭，長毛髮，令黑潤；朝朝用梳摩小兒頭，久覺有益也（藏器）。

【附方】新一。小兒諸瘡，遍身或面上生瘡，爛成孔臼，如大人楊梅瘡，用蒸糯米時甑蓬四邊滴下氣水，以盤承取，掃瘡上，不數日即效。百藥不效者，用之神妙。（《集簡方》）

《本草綱目》成書後，後世學者十分重視對水的研究。清代趙學敏《本草綱目拾遺》補充了24種用水，包括：春水、天孫水、荷葉上露、糯稻露、白雲、鹵水、竹精、古剌水、強水、刀創水、鼻沖水、丹砂水、曾青水、白鳳漿、天蘿水、黃茄水、梅子水、櫻桃水、各種藥露、御溝金水、起蛟水、混堂水、雞神水及日精油（其中部分不是煎藥用水）。每一種用水的性味、主治都有詳細的記錄。古代中醫對煎藥用水要求很高，認為水本身亦有治療作用，甚至以飲用清水來治病。李時珍說："水性之不同如此。陸羽烹茶，辨天下之水性美惡，烹藥者反不知辨此，豈不戾哉！"茶療是烹茶，也是烹藥，故用水十分重要。

茲將部分有關內服的水詳載如下，供大家參考：

• **春水**：

《南詔志》：春水有三，具在鶴慶府。一在城東南二十里石碑坪；一在城南三十里龍珠山麓；一在城東北三十里五老山下。春水盈時，有硫黃氣。郡人於二三月間和鹽梅椒末飲之，能祛疾。《職方考》：雲南鶴慶府出春水，在觀音山蓮花寨之北。立夏前三日出、後七日止，水無定所，每出時，地中滮滮有聲，土人循其聲掘之，其水始出，能除百病，遠近村民競飲之。走方者飲之不染瘴，病癘者飲之立除，外境人尤效，數日內有鸚、綠鳩數百羣飛來，飲水涸乃去。

味甘性平，除痼疾，厚腸胃，已虛勞，去瘴癘。

敏按：土為萬物之母，凡物得土之精者，均入脾胃而能扶正氣。正氣足，則百病自除。此水在地能鳴，出無定所，乃川脈得先天之氣，借地力宣泄，故有厚胃除疾之功。出七日即涸，並具來復之機。鶴慶為雲南邊境，山川蒙密，民多瘴癘。《府志》載城東南尚有溫泉，每歲三月，郡人浴之，有痞疾者輒愈，則又不特春水之出其地也。天心愛人，生一害必生一物以救之，如出鳩之地多犀，觀於此水，可以悟物理矣。

• **天孫水：**

《廣志》云：即七夕水。廣人每以七夕雞初鳴，汲江水或井水貯之，是夕水重於他夕數斤，經年味不變，益甘甚以療熱病，謂之聖水。若雞二唱則水不然矣。

色清，性微寒，味甘，治一切熱症神效。

喉蛾喉癰：《陸氏濟世良方》用肥婆草搥爛，將些聖水開服，如牙痍牙癰，將此草搥爛，和聖水含在口內，吐換數次即愈。

治食百尿：《濟世良方》用苦瓜搥爛，取汁，和聖水服之，即愈。若無苦瓜，取其核搥爛，和聖水服之。

二、優質水的特點

水本身有藥用的價值。不同的水，其性味功效亦有差異。那麼，如何判斷一種水是否適合泡茶之用？歸納古人選擇泡茶用水的經驗，優質的水有“清”、“活”、“輕”、“甘”和“冽”五大特點。

一為水貴“清”，指水質應清澈純淨，沒有絲毫雜質。品評水的時候，應以透明清澈的玻璃瓶盛載清水，看看清水是否通透清澈。二為水貴“活”，指流動的水比靜止的水為佳。

宋代唐庚《鬥茶記》記載：“水不問江井，要之貴活。”南宋胡仔《苕溪漁隱叢話》云：“茶非活水，則不能發其鮮馥。”活水有一個特點，水分子特別細小，張力較大，好比荷葉上的水珠，水珠表面張力大，可在荷葉上滾動。飲用時，若舌面上感到如有水珠滾動，這便是活水了。三為水貴“輕”，指水中的礦物質少。清代最講究以水的輕重來分別水質的優劣，相傳乾隆皇帝曾自製小銀斗，親自測量天下各地水的輕重，排出優次，欽定北京西郊玉泉山水為“天下第一泉”，作為專供宮廷飲用的御用水。水的輕重主要以水中所含的礦物質的多少及輕重而定。重的水礦物質含量較多，尤其是鈣和鎂含量高，稱為硬水；輕的水含礦物質少，稱為軟水。硬水泡茶，礦物質容易與茶葉內含物結合，使湯色變成渾濁，茶香減退，茶味亦減。因此，泡茶用水宜輕，宜用軟水。四為水貴“甘”，指水味甘甜。宋代茶人蔡襄在《茶錄》中說“水泉不甘、能損茶味”。強調只有醇甘的水才能發揮茶的香味。五為水貴“冽”，指水的口感冰涼適口。明代田藝蘅在《煮泉小品》中說：“泉不難於清，而難於寒。”能達到甘而寒的多為泉水，而且大多在峯巒疊嶂的山區，這是因為泉水水源多在地層深處，慢慢沁出，加之樹木遮蔽，因此水溫較低。

能達到上述要求的水，多為山上的泉水。唐代陸羽《茶經》曾云：“其水，用山水上，江水中，井水下。”意思是山中泉水為上品，江河之水為中品，井水為下品。未經污染的山中泉水，水質較好，尤以高山泉水為佳。山下泉水沙土較多，多受污染。《茶經》又說：“其山水揀乳泉、石池漫流者上。”泉水從白色石隙中慢慢流出，使其有多種礦物質，補益身體。自上而下涓涓而流，沙石雜質慢慢沉澱，則泉水更為清澈。山中泉水富含各種對人體有益的微量元素，用之煎泡茶葉，能充分發揮茶的色、香、味，因此是品茶用水的首選。當然，不是所有泉水都可以用來沖茶，如一些泉水含硫磺較重，不應飲用。至於江河之水及井水，因為二者常處於人煙稠密的地方，受污染的程度較高，所以水質較差，陸羽列為中下之品。《本草綱目・水部》把“井泉水”細分，遠從地下泉來的，水質最好；從近處江湖滲進來的，屬於次等；被城市溝渠污水污染的則更差。

高山泉水是品茶用水的最佳選擇，但即使是質量很好的高山泉水也不是適合沖泡所有品種的茶葉。有豐富泡茶經驗的人都可能發現，用同一種優質的水泡不同的茶葉，大部分茶湯都有良好的色、香、味，但偶爾茶湯表現反而不理想。因此，即使是好茶好水，茶葉與水還是要講求配搭。茶葉與水的最佳配搭是以當地的高山泉水沖泡當地出產的茶葉。唐代張又新《煎茶水記》曰：“夫茶烹於所產處，無不佳也。蓋水土之宜。離其處，水功其半。”當地的茶葉以當地的水灌溉成長，泡茶自然與當地的水最為相配，而缺乏了當地泉水，茶味自然減退。

現代都市人泡茶，高山泉水並非隨處可見、隨手可得，生活在城市的人更是“一泉難求”，更不用說茶產地的高山泉水了。至於現代的河水或井水，都有可能受到污染，長期飲用可能對身體產生不良的影響。故此，現代人品茶用水多選瓶裝礦泉水或純淨水，或用過濾器過濾自來水，以減去水中的雜味及雜質。

三、茶療用水

茶療用水的擇水原則和方法，可以參考上述“清”、“活”、“輕”、“甘”和“冽”五大特質來決定是否適合。與品茶用水不同的是，茶療泡茶的目的是為了治療，因此，為了穩定發揮茶葉的治病功能，茶療多以純淨水沖泡，使得用水對茶葉功效的影響降至最低。純淨水能很好達到“清”、“輕”、“甘”的要求，雖然其“活”、“冽”的特性，未必能與泉水相比，但有高度的水質穩定性，水的不明內含物最少，不容易與茶葉的內含物發生反應，而且貨源容易找到，方便隨時隨地開展茶療。因此，純淨水是茶療用水的最佳選擇。但需要注意的是，不同的純淨水廠家有不同的生產方式，尤其是不同的水源地的水質更加會影響茶療效果的表達。這點一定要引起重視。

另外，瓶裝的礦泉水也可以作為茶療用水的選擇。運用得當可以增強茶療的功效，效果甚至會超過純淨水。但這要建立在對該礦泉水深刻的了解的基礎上。既使同一品牌的產品，由於水源地的不同，也可以導致出現增效或減效等不同的效果。

下面舉列農夫山泉不同水源地及其特性，以供參考：

1. 湖北丹江口：水質清甜，適合沖泡各類茶療茶，對各種病症均能發揮出應有的功效，綜合效果是此品牌水源地的首選。

2. 浙江千島湖：水質清甜，適合沖泡各類茶療茶，對某些綠茶、烏龍茶尤為適合。

3. 廣東萬綠湖：水質清甜，適合沖泡各類茶療茶，對某些黑茶類尤其是普洱熟茶具有特殊的增效性。

4. 貴州武陵山：水質清甜，適合沖泡各類茶療茶，對某些作用於四肢關節的茶療茶具有特殊的增效性。

5. 陝西太白山：水質清甜，適合沖泡各類茶療茶，對某些作用於頭頸肩背部的茶療茶具有特殊的增效性。

6. 福建武夷山：水質清甜，適合沖泡各類茶療茶，對武夷岩茶類茶療茶具有特殊的增效性。

7. 其餘如吉林長白山、四川峨眉山、黑龍江大興安嶺、新疆天山瑪納斯、河北霧靈山等水源有待進一步研究補充。

第三節　茶具的選擇

茶具古稱“茶器”。古人重視茶具，有云：“水為茶之母，器為茶之父。”茶具與茶飲方式的發展有很大的關係。陸羽《茶經》記載唐時的茶具除了盛茶、清潔、貯水等茶具外，亦有炙茶和碾茶用的竹筴、紙囊、碾、佛末等工具，亦有更有專用存鹽的器皿。歷代的茶具都有所變化，現代的飲茶方法都以明清時期盛行的沖泡方法為主，主要茶具有茶海、茶壺、茶杯、公道杯、聞香杯、蓋碗、茶碗，輔助泡茶用品有煮水器、箸匙筒、茶夾、渣匙、茶漏、茶則、茶匙、茶針、水盂、茶葉罐、茶巾等等。

選擇茶具在茶療中有兩個意義，一是選用適合的沖泡工具，使茶葉內有治療作用的內含物盡可能溶解於茶湯之中，二是精美的茶具能增加飲用者愉悅的情緒，加強茶療身心並治的效果。雖然茶療的茶具配置要求不像品茗的茶具那般講究，通常配備煮水器、蓋碗、品杯已滿足操作茶療的基本要求，但茶具的質量優劣，對茶湯的品質和品飲者的心情都會產生顯著的影響。茶療是一種“身心並治，形神共養”的自然療法，既治療肉體上的痛楚，亦調節心理緊張情緒。藉助茶療輕鬆愉快的過程，一邊欣賞精美雅緻的茶具，一邊品啜芬香甘醇的茶湯，相得益彰，讓人不知不覺放下浮躁焦慮，進入恬靜安詳的忘我境界。這種輕鬆愉快的過程對治療疾病有很大的幫助，因此茶具也是茶療不可忽視的部分。

安全衛生是所有茶具的首要要求，選用茶具時，無論茶具是甚麼材料製造、茶具的造型如何，都必須符合以下三點：第一，原材料必須安全衛生，沒有任何不利於身體的物質釋出在茶湯中。由於茶療有可能是長期飲用的療法，即使有害的釋出物量少，長期在身體的積累也會造成傷害，不得不加以注意。第二，避免茶具的破損，茶具多用陶瓷、玻璃、紫砂為材料，容易在使用中發生破裂。茶具一旦破裂便要棄用，以免碎片割傷使用者，或混入茶湯中，誤服進體內。第三，茶具的清潔十分重要，每次飲茶後，應先把茶壺裏的茶葉倒乾淨，然後用清水將茶具清潔乾淨，避免茶垢的積累和細菌的滋生。

製作茶療用茶湯的方法主要有兩種 —— 沖泡法和煎煮法，其中以沖泡法較為常用。不同的製作方法，所用的茶具不同。茶療必備的茶具是蓋碗或茶壺、品杯及煮茶器。本節集中論述這些茶具的選用。

一、沖泡法的茶具

沖泡法是把乾茶葉放在蓋碗或茶壺中，加入沸水，浸泡片刻後飲用。茶療選擇沖泡工具的重點是茶具的保溫性，以及茶具的材料會否令茶湯中的有效成分減少，或茶具釋出物是否會與茶湯結合，使茶湯內發生不必要的化學反應，進而影響茶湯內有效物質的發揮。

蓋碗及茶壺都是常用的茶具。對相同材料製造的蓋碗、茶壺進行比較後可知，蓋碗的碗口較大，加入茶葉及清洗茶渣較為方便，在沖泡過程中容易觀察茶葉的狀態，可以通過控制注水控制沖泡過程，適合有一定泡茶經驗的人使用。茶壺的壺壁較厚，入水口較蓋碗為小，加上壺身的形狀設計，保溫性略強，而且沖泡簡單，較適合未經過沖泡訓練的人士使用。故此，可根據用者習慣選擇蓋碗或茶壺沖泡茶葉。由於茶療多為一個人用量，用量在 4-5 克，茶壺或蓋碗大小宜在 110 毫升左右（特殊茶療配方可能有指定的茶具大小）。至於品杯的選用，有品茶經驗的人士知道，茶杯對茶湯的滋味影響很大，選用的標準應以壁薄敞口不燙手為標準，有助於茶湯降溫，方便快速品飲。

瓷蓋碗（或瓷茶壺）

瓷蓋碗或瓷茶壺是茶療沖泡的首選。瓷茶具以瓷土為材料，高溫燒成，燒成的溫度多在 1200°C 以上，質地密實光滑，沒有粗大氣孔，無吸水性，透氣性低，不易沾染異味及茶汁，不易和茶發生化學反應，能釋出茶葉原有的內含物，反映出茶湯原本的色、香、味，對茶湯藥效的影響較少。

瓷茶具可分白瓷、青瓷等，分別在釉色。選擇瓷茶具，主要留意釉面是否平整光滑，是否有斑點、落渣、縮釉；觸摸茶具表面，釉面光滑不澀，感覺柔滑細膩；敲擊茶具時發出清脆悅耳聲音，表示瓷茶具的瓷化程度好，沒有損傷，品質較佳。

陶蓋碗（或陶壺）

陶器由黏土製坯燒成，燒成溫度一般在 650-1000°C，可分為泥質和夾砂。陶壺外形比較粗糙，其色因黏土所含金屬氧化物的比例不同，以及燒成環境和條件有別，可呈紅、褐、白、黑、灰、青、黃等色。陶壺導熱緩慢，不易燙手，保溫力強，有利茶葉內含物的釋出。由於陶壺胎體硬度較差，含氣孔，有一定的吸附性，會吸附茶汁，減少茶香，亦由於這個特點，適合沖泡在製作及存放過程中容易產生異味的黑茶，使不愉快的氣味可被壺身氣孔吸附，滋味變得較醇和。

紫砂壺

紫砂壺以宜興紫砂泥燒製而成，燒成溫度一般較高，約 1100-1200°C。紫砂泥主產江蘇宜興，深藏於岩石層下，質地細膩。紫砂壺導熱緩不燙手，保溫力強，含氣孔，對茶湯有吸附作用。相較於粗陶壺，紫砂壺更受歡迎，這是因為其材質多樣，可以燒製出多種不同密度、不同顏色、不同質感的紫砂壺，用以配合所泡的茶葉。特別是內部的雙重氣孔，使其具有良好的透氣性，泡出來茶湯色、香、味較為理想。

紫砂壺保溫力強，能保持開水至較高溫度，茶葉的內含物釋出較多，茶色較濃、茶味較足。氣孔會吸附部分物質，沖泡品質較差的茶葉，可以吸附刺激物質，使茶湯優化；但沖泡品質優良的茶葉，茶湯便損失部分有效物質。所以，紫砂壺有“養壺”的需要。使用紫砂壺宜同一種茶葉採用同一把紫砂壺沖泡，即“一茶一壺”，以免混合其他不同種類的茶葉，吸味而影響茶湯氣味。經過長時間養壺，壺身氣孔吸附物質飽和，氣孔吸附能力減退，紫砂壺既能發揮良好保溫力，又不會減少茶葉香氣，使茶湯氣味更佳。由於養壺需時，而且一茶養一壺，對於茶療來說，就是一壺只能泡一藥，不太方便，紫砂壺並非茶療沖泡的首選。只能作為專業的茶療師選用。

玻璃蓋碗（或玻璃壺）

近代玻璃器皿發展很快，相對其他茶具，玻璃茶具價格一般較低，購買亦方便。玻璃茶具導熱性好，較燙手，保溫性差，故茶湯的溫度較低，釋出茶湯的內含物沒有陶瓷茶具那樣豐富，茶湯的色、香、味較低。但玻璃壺沒有氣孔，無吸水性，不會吸取茶湯的味道，不會和茶發生化學反應，較少影響茶的治病功能。玻璃茶具最大的特點是高透視度，以玻璃茶具泡茶，可以欣賞茶湯鮮豔的色澤和茶葉翻動的姿態，實為賞心樂事。

飄逸杯

飄逸杯是現代發明的泡茶利器，它由玻璃或高溫塑料製成，使用方便，不影響茶葉的有效成分析出和保存，不易損壞，非常便於新手操作。唯一不足是保溫性較易受操作過程的影響，但仍不失為一種值得推薦給患者使用的茶具。

除上述茶具外，還有金屬茶具，包括鐵茶具、銅茶具、金銀茶具等，及竹木茶具、搪瓷茶具、石茶具、玉茶具等等，種類繁多。由於不同茶具對茶湯都有不同程度的影響，為確保對茶湯療效的影響減到最低，茶療師對所選用的茶具對茶湯的影響，必須了解清楚。在現時常用的茶具中，以瓷茶具為首選，如陶茶具和紫砂茶具選用及保養得宜，亦是不錯的選擇。

煮水器

選擇煮水器有兩個要點：第一，保溫力強。開水燒至100°C後，在煮水器存放期間，水溫會稍稍降低，對茶葉內含物釋出量以及茶湯的色、香、味，有相當大的影響。比較目前常用的材料做成的煮水器，保溫力由強至弱分別為陶器、鐵器和不銹鋼。第二，方便快捷。患者未必對品茶都有研究，家中未必有太多工具，現時使用最多的是不銹鋼電熱水器，作為茶療工具，它雖不是保溫力最強的煮水器，但由於方便快捷，並且無離子釋出的副作用，不失為一個好的選擇。對品茶有研究的患者，若家中有保溫力較強的陶或鐵質的煮水器，也可以選用。但要注意一點，鐵壺雖然保溫性良好，但鐵離子的釋出對某些茶葉的沖泡是有不利影響的。

二、煎煮法的茶具

煎煮茶葉是古代茶療常用的方法，對於一些茶類，尤其是黑茶，把茶葉煎煮成藥，有利茶葉成分釋出。對於茶療來說，用何種方法製作茶湯，可能對茶效都有很大的影響。茶療師處理每一個病證時，應該制訂最有效的製作方法，囑患者依法進行。煎煮法的所需茶具主要是茶煲、爐具和燃料。

茶煲

採用堅固耐火的砂煲、陶瓷煲或搪瓷煲均可，既保溫又能保持水質原味。用可放在電爐或電磁爐上加熱的耐火玻璃壺，雖然保溫能力不及上述茶具，但玻璃能透視，在煎煮的過程中可觀賞壺中茶葉的翻動，亦能有助調養身心。而且玻璃具有不吸氣味、容易清洗的優點，亦是理想的選擇。煎煮法忌用鐵質、銅質、鋁質的金屬器具，因為金屬元素容易與茶葉的有效成分發生化學反應，茶湯往往變得混濁，降低療效，甚至產生不良作用。

爐具和燃料

傳統煎茶爐具多用炭爐，古代又稱“紅泥爐”，以炭或勁薪作燃料。《茶經》記載：“其火用炭，次用勁薪。”炭爐是傳統煮茶的主要用具。酒精爐也是較常用的煮茶用具，以液體或固體酒精作燃料，但存在不耐燃燒、容易熄火以及需經常添加燃料等缺點。現代城市生活大多數已使用煤氣、石油氣、電磁爐等爐具，用於煎煮茶療方就更加方便。不過須注意煎煮過程中不能用火過猛，以免破壞茶葉的有效成分。

第四節　製作的步驟

製作茶湯是茶療的重要一環。茶療醫師對證選取合適的茶葉，治療方案設計好了，最後操作是否正確，對療效亦十分重要。對品茶有認識的人都知道，沖泡或煎煮的方法不同，茶湯的色、香、味便不同，差異之大可能令人不能辨別是同一味茶葉沖煮出來的。茶湯在色、香、味上的差異，表明製作過程的細節差異過大，會令茶葉的有效內含物釋出量有所不同，從而影響茶湯的療效。最嚴重的情況下，一款有療效的茶藥完全可以因為沖泡方法的失誤而導致完全無效。製作的每一個步驟都不能掉以輕心，要把每一個步驟清楚地向患者說明，以免患者自行操作時療效大減。

一、漂洗

沖泡或煎煮前應先將茶葉用沸水漂洗一次。方法是倒入熱開水浸淹茶葉後迅速將水倒出。目的是去除茶葉附着的灰塵雜質，使材料更加清潔衛生，並有喚醒茶葉、激發茶香的功用。部分茶類如黑茶，可以漂洗兩次。

二、沖泡

沖泡過程比較簡單。在先前盛放漂洗乾淨的茶葉的茶壺或蓋碗中，再沖入適量的沸水，加蓋焗泡一定時間後即可將茶湯倒出。先以公道杯盛載，再倒入茶杯分次飲用。通常一首茶療方可以重複沖泡多次，雖然沖泡過程簡單，但也要掌握以下一些技巧。

水量及水溫

茶療方一般用量 4-5 克，每次用水量約 110 毫升左右，具體用水量多少視乎泡茶器皿的容積。茶療泡茶用水的溫度與品茶的習慣略有不同，茶療用水溫度一般選用 100°C，因為水溫越高，茶葉的內含物釋出量越多，茶湯內有效成分便越多，療效越好。品茶的用水溫度習慣是"老茶宜沏，嫩茶宜泡"。所謂"沏"，是用剛煮沸的水；所謂"泡"，是用煮沸後溫度稍低的水；然而，又多以低溫水泡綠茶，以高溫水泡紅茶、黑茶。由於用於茶療的茶葉一般品質優良，所以，即使全是嫩葉或嫩芽，以高溫水沖泡，亦不會出現苦澀味重的問題。茶療泡茶以發揮療效為主要目的，應以高溫泡茶，並要求每泡皆以沸水沖泡。

注水的時間及方法

茶葉經漂洗後，葉面溫度提高，乾葉吸收了水分後膨脹，葉面最外層受熱，細胞間的間隙亦增大，有利茶葉的內含物釋出。第一次漂洗後，應在葉面尚保持一定的溫度時便第二次注水。如果待葉面涼了才注水，葉面外層因溫度下降而收縮，會阻礙內含物的釋出。進水方法一般以緩慢打圈為宜，使熱水均勻注入壺中或蓋碗中，以免熱度集中在一點，葉片熱力不均，防礙內含物的釋出。通常一首茶療方可以重複沖泡 3-4 次，一些茶療方案可沖泡更多次數。在泡與泡的間隙應遵循"一鼓作氣"的原則，防止茶湯的濃度波動。

焗泡時間

通常茶療方加蓋焗泡 10-15 秒左右即可飲用（不同的茶療方稍有不同）。醫師應該按病證的需要、病人的體質，及針對特別的人羣，如孕婦、小童、老人等，去釐定焗泡的時間，並加以指導。

三、煎煮

煎茶的茶葉用量一般比泡茶用量大，約 10-20 克，將清洗乾淨的茶葉放入耐火的砂煲、陶瓷煲、搪瓷煲或玻璃壺裏，加入清水大約 300-500 毫升，先用武火（大火）煎沸，沸後改用文火（細火）繼續煎煮 3-5 分鐘即可。待湯液稍為冷卻後，便可倒入乾淨的容器內，然後用茶杯盛載分次飲用。通常每天只需煎煮一次，如病情需要也可再煎煮一次，此時應取用新茶再煎。煎煮取汁後的茶葉應倒掉，不應留待隔夜再煎。

泡茶及煎茶的總體原則是“見茶泡茶，見人泡茶”。“見茶泡茶”的意思是按茶品的特點決定泡法，如煎煮方法多用於黑茶、陳年白茶和一些老葉、硬梗較多的茶品。“見人泡茶”的意思是按照患者的特點決定泡法，如孕婦、小童、老人等焗泡的時間相對較短，這樣才能將茶療的優勢發揮到極致，同時又最大限度地減少副作用。

第五節　飲用的配合因素

應用茶療簡便易行、安全有效，但要達到理想的治病效果，除了辨證精確，遣方用茶選料得當之外，還要配合一些因素才能起到事半功倍的效果。這裏所講的因素是指茶療“三境”，即環境、心境、意境。其中環境是第一層次，心境是第二層次，而意境則為最高層次。

一、環境

療是一個治病的過程，在此過程中如能有一個良好的環境，患者能夠放鬆心情，對藥物的吸收以及藥效的發揮都有正面的影響。茶療是一個身心共治的療法，治療中的情緒變化對療效起着重要的影響。在幽雅清靜的房間，聽着抒情悠揚的樂曲，使用古雅簡潔的茶具，泡出香氣怡人的茶湯，這些環境容易使人心情輕鬆平靜。相比之下，如果在一些喧囂骯髒的環境下喝茶，人的心情便大大不同。國外有研究指出，良好的飲食環境對腦退化症病人的營養吸收有正面的幫助。善加利用幽雅的環境，可以加強茶藥的功效，是茶療的獨特優勢之一。

茶療所需要的環境是“雅”“靜”。自古以來，人們對品茶的環境氛圍十分講究，強調“幽雅清靜”，素有“窗謁之座幽為首”之說。明代馮可賓在《岕茶箋》中提出適宜品茶的13 個條件和不適宜品茶的 7 種情況，“無事（休閒）”、“佳客”、“幽坐”、“吟詩”、“揮翰”、“徜徉”、“睡起”、“宿醒”、“清供”、“精舍”、“會心”、“賞鑒”、“文僮”宜品茶；“不如法”、“惡具”、“主客不韻”、“冠裳苛禮”、“葷餚雜陳”、“忙冗”、“壁間案頭多惡趣”不宜用茶。朱權在《茶譜》中提出品茶的幽雅環境：“或會於泉石之間，或處於松竹之下，或對皓月清風，或坐明窗靜牖，及與客清談款話，探虛玄而參造化，清心神而出塵表。”陸樹聲《茶寮記》中列出 12 類理想的品茶環境，即“涼台”、“靜室”、“明窗”、“曲江”、“僧寮”、“道院”、“松風”、“竹月”、“晏坐”、“行吟”、“清談”、“把卷”。泉石松竹、清風送爽、窗明几淨是理想的品茶環境，使人更容易進入“心境”、“意境”的層面。

現代城市生活中不太容易隨時隨地找到“雅”、“靜”的環境，但只要略花心思，對家居或工作環境稍加佈置，就能營造出幽雅的茶療環境。例如，在客廳或陽台專闢一角，擺上一張紅木小茶几、兩三把紅木凳子或藤椅，旁邊栽種幾盆綠色植物，掛上一幅茶人茶事的字畫。如此簡單的擺設就能襯托出相當不錯的環境氛圍，同樣可以達到怡情養性的效果。即使在狹小的辦公室內，只要在寫字枱上擺放一扇裝飾小屏風、一盆觀賞綠色小植物或微型的山水盆景，也同樣能增添幾分置身於大自然的感覺。所以不管在甚麼地方，只要肯花心思，總能營造出幽雅的茶療環境。

二、心境

心境是茶療的第二層次，亦是影響茶療效果的重要因素之一。雅靜的環境是為了使病人在飲用茶藥中，達到茶療所需的心境——“純”、“淨”。現代醫學證明，許多痛症疾病是由於精神緊張所引發的，例如偏頭痛、痛經、胃痛等常見痛症，均為現代都市人最容易罹患的疾病。茶療是一種“身心並治、形神共養”的療法，心境純淨，則使精神緊張因素得以去除，對茶療的治病效果有積極的促進作用。

古人認為茶能清心、陶情、去雜、生津，可見在“雅靜”的環境下，透過飲用茶品，能純淨心靈，使人淡泊、清澈、冷靜。明代陳繼儒《小窗幽記》有言：“獨坐禪房，蕭然無事，烹茶一壺，燒香一炷，看達摩面壁圖，垂簾少頓，不覺心淨神清。”古人以“無事”作為品茶的第一條件，意即心無羈絆雜念、純淨如水，品茶才能超凡脫俗、悠然自得。為了純淨心靈，古代一些講究的茶人每次在品茶之前，必先焚香靜氣、沐浴更衣，然後才煮茶品飲。茶療的目的在於祛疾治病，更須持有一份純淨灑脫的心境。茶療應在安靜、平和、安詳的“純淨”心境進行，這樣才有利於機體陰陽平衡、氣血調暢。正如《黃帝內經》所說：“恬淡虛無，真氣從之，精神內守，病安從來。”只要保持着恬淡虛無的“純淨”心境，精神守持於內，邪氣又何能干犯呢？

三、意境

“意境”是茶療的最高層次，可用“高”和“遠”來形容。幽雅清靜的環境尚可以刻意營造，純淨平和的心境還能夠通過自我控制而達到，而意境卻是一種隨興而至、有感而發的思緒活動。在品茶的過程中，人的精神高度集中，思緒隨着茶香、茶煙、茶韻，飄進情景交融、虛實相生的意境中。

唐代不少僧侶、道長喜愛喝茶，因茶能助清修。江南高僧皎然在《飲茶歌誚崔石使君》云：“一飲滌昏寐，情思朗爽滿天地；再飲清我神，忽如飛雨灑輕塵；三飲便得道，何須苦心破煩惱。”三飲之後便到“道”的境界，意境可謂高遠。宋代《天台續集別編》卷二中摘錄陳知柔詩作：“巨石橫空豈偶然，萬雷奔壑有飛泉。好山雄壓三千界，幽處常棲五百仙。雲際樓台深夜見，雨中鐘鼓隔溪傳。我來不作聲聞想，聊試茶甌一味禪。”“茶禪一味”道出飲茶與開悟之關係。不少修道之人，以茶入悟，素有“喫茶去”的美談。

若要達到“意境”的層次，必須平時對周圍事物細心感悟，以及有意識的練習。首先，要徹底地放鬆身心、凝神靜氣，一邊傾聽抒情悠揚的茶樂，一邊有意識地引導思緒進入高遠無垠的詩意空間。藉助優美的旋律，聯想自己或正坐於松風竹月之下，細味天籟韻律；或立於嵩山之巔，倚欄俯觀雲濤；或臨於南海之傍，盡看潮起潮落；或沐於夕陽之中，傾聽漁舟唱晚。想像着芬芳馥郁的茶香猶如春風吹拂，驅散體內濁氣；甘醇濃郁的茶湯恍似仙泉玉液，蕩滌病灶邪毒。總而言之，可以藉助各種有益的遐想，循序漸進地練就由意引氣、由氣引血，促進氣血暢運於全身，最終達到身心合一，臟腑協調之養生保健目的。

“三境”是影響茶療效果的重要因素，三方面可以互相協調、共同促進，充分體現出茶療“身心並治，形神共養”的特色與內涵，發揮出最大的治病保健功效。

第六節　茶葉的存放

茶葉的存放是影響茶療質量的重要一環。茶葉存放在陶瓷罐或錫罐中，隔絕光線的照射，置於乾燥陰涼、沒有異味的地方。避免因為光線、溫度、茶葉水分含量、空氣中的濕度、氧氣、微生物、異味等等，令茶葉質量下降。茶葉吸濕及吸味性很強，存放不當，容易受潮，亦容易吸收周圍的味道，使茶葉變味變質。茶葉存放不當，茶葉的質量變差，茶效亦會打折扣。如有細菌、霉菌滋生，飲用後更會對身體造成不良的影響。

雨前茶"三年外陳者入藥"，六安茶"陳久者良"。《本草綱目拾遺》累積了茶療的經驗，提出茶葉"陳者以減其火氣或寒氣，使其性多和而不峻"。孫同元《永嘉聞見錄》記載："新茶多火氣，競飲隔年之茶。"鄭與僑《客途紀異》載："北人貴新茶，閩人不飲新茶，恐火氣引疾也。新茶出貿時，賣舊茶必標曰陳茶，以陳價三倍於新耳。"一般而言，茶葉存放的時間越久，其寒性及熱性都會減退，綠茶的寒性會隨着存放時間增長而減退，同時紅茶的溫性亦會因存放時間過長而降低。

一些有茗茶嗜好的人追求飲用年份最久的茶，認為陳茶味道較佳。現時飲用存放超過 50 年茶品的很多人，對陳茶都有良好正面的評價，因為飲後身體感覺舒服。影響茶品功效的因素很多，50 年前的茶成品很多都是採自野外放植的茶樹。這些茶屬有性繁殖、採收量少、人為干擾程度低、生長環境污染程度低、農藥及化肥使用率低，所產茶葉本身質量優良，茶效相對為高。品質優良的茶葉，存放良久，性味會有所改變，但品質不減，茶效亦強，只是所針對的病證有所改變。品質不良的茶葉，無論存放多久，其茶效不會因為存放的時間而有所改進，只可能減退其苦澀之味，把難以入口的程度減輕。

因此，中國茶療法所用的茶葉並不刻意追求年份，着眼點僅在於療效。目前暫時沒有臨牀觀察證據及醫學的理論去支持存放時間對治療功能有必然的提高。再者，以存放年份來控制茶葉的寒熱性味，對藥品的管理風險相當高，且存放期間茶葉可因溫度、濕度、氧氣含量等因素而變質。存放多年的茶品，可能最終全部不能成為藥品。故此，茶療醫師不宜以存放時間作為控制茶葉性味的手段，如果該茶葉因為太寒或太熱，不適合某些體質的人士，應該改用其他性味較為溫和的茶品，或在配伍、炮製、沖泡方法上作出調整。

中國茶療法對茶葉的存放處理，也遵循傳統中藥的一些基本原則。比如剛乾燥或焙火完的茶葉火氣仍大，不宜立即飲用，應存放一段時間，待火氣退去再飲用。不同的茶品，飲用前的有效存放期亦不相同。有效存放期有兩個層面的意思，其一，該茶品在超過有效存放期後，有可能失去治療疾病的功能，應放棄飲用；其二，該茶品在存放一定的時間後，由於其性味的改變，使該茶品不再適合原先針對的病證，或反而對其他病證產生治療功能。例如：新白茶性偏寒，對於一些實熱性肺部疾病，以服用年期較短的白茶為宜。當白茶存放到一定的時間，寒性會逐漸降低，清熱解毒的功能下降，對實熱證的效果也變差。但對脾胃虛弱的患者，這些存放良久的白茶便是良藥，因此可以轉用於一些不需要清熱解毒的肺部疾病。所有藥物都有存放有效期，茶葉亦然。無論是上述第一或第二個層面的情況，超過這個有效期，茶葉已經不能做到對證下藥了，應改換茶品。

第十章

應用茶療法的注意事項

茶療是一種相對安全的療法，但安全的療法也必須根據制定的原則和方法，注意及避免任何出現不良反應的情況，用藥才能達到效果。要達到茶療的既有效果，必須注意以下事項。

一、在專業人士的指導下選用茶療方

“人為茶之魂”。茶療有一個非常重要的因素，不可忽略，就是操作茶療的茶療師的專業水平。一個完整的茶療過程包括辨證、選茶、沖泡以及指導飲用等主要環節，任何環節發生錯誤均會使茶療的效果打折扣，甚至完全不產生效果。茶療師應努力提高自身專業水平，方能將茶療的效果發揮得淋漓盡致。

茶療的應用範圍很廣泛，無論男女老幼都可以通過茶療治病保健，但並非所有的病證都適合應用茶療。某些病情複雜的病證，必須配合其他治療措施，才能取得理想的效果。建議在應用茶療法之前先諮詢專業人士的意見，在專業人士指導下，根據個人的體質或具體病證，有目的、有計劃、有針對性地應用茶療方，以免耽誤病情。

需要提醒的是，不應因為希望加快療效，而擅自更改用茶方案，過量飲茶，這樣不單會降低療效，更有可能給身體帶來不良的影響。

二、茶不宜與西藥同服

茶葉的成分十分複雜，其成分可能影響西藥的吸收、代謝甚至降低西藥的治療作用。例如：茶多酚容易與金屬離子結合，服用治療貧血的硫酸亞鐵、碳酸亞鐵等藥物時，茶會降低藥物的吸收，從而影響西藥的療效。此外，很多西藥的成分遇到茶葉內的單寧，會出現酸鹼中和現象，結合成一些身體不能吸收的物質，減低藥物的功效。茶葉中含有興奮作用的咖啡因，服用一些安眠西藥的人士應避免用茶。不恰當地將茶與西藥同時服用，除了影響藥物的功效外，亦可能引起其他不良的反應，例如：服用呋喃唑酮或甲基苯肼時，少量的茶飲亦可導致失眠或高血壓反應。故我們不建議西藥與茶同服，而服用西藥後，建議至少兩小時內不宜飲用茶湯。

三、茶與中藥慎共用

茶葉是否與其他中藥同時入藥為用，第六章已論述過，必須要有足夠的應用理據和用藥經驗，才能進行。至於服用了中藥湯劑後，是否適合再飲用茶葉，必須慎重考慮。疾病如果能單純以傳統中藥的藥湯，或單純以茶療就可以治愈，便不應多此一舉。畢竟同服存在着茶藥互相影響的可能。

四、不宜冷飲

現今市面上各式冷凍茶飲品琳瑯滿目，且飲用冷凍茶飲也成為流行時尚。一些號稱有保健功效的茶飲也擺放在冰櫃內出售，以迎合時下的消費品味。中醫藥學認為，冰凍食物和飲料會消滅人體陽氣，損害脾胃功能，長期飲用會令人出現食慾不振、消化不良、腹痛腹瀉等胃腸道疾病。茶療目的在於治病保健，因此，茶療方不宜冷飲，應以溫熱飲為宜。

五、睡前不宜飲用

大部分茶葉都含不同程度的咖啡鹼，故有提神醒腦功效。睡前飲用茶療方可能會令人精神興奮而無法入睡，如果茶湯過濃還會擾亂自主神經系統，導致血壓升高而影響睡眠質量。因此，睡前3小時內不宜飲用茶療方。對咖啡鹼敏感的人及失眠患者，更應把用茶時間提至下午3、4點前，以免影響睡眠質量。

六、空腹時不宜飲用

空腹飲用茶療方可刺激胃腸道，出現胃痛、噁心、食慾減退等不適症狀。如果茶湯濃度過高，還會出現心慌胸悶、頭暈眼花、手腳無力等“茶醉”現象。所以空腹不宜飲用茶療方，尤其是胃、十二指腸潰瘍患者更不應空腹飲用。

七、隔夜茶渣不宜重用

飲剩的茶渣應在當天倒掉，不宜留待第二天再沖泡飲用。因為隔夜茶渣容易成為細菌滋生的基礎，特別是氣候炎熱的季節，放置過久的茶渣可以快速繁殖細菌、霉菌，飲用後可能對身體造成不良影響。

八、懷孕期和哺乳期不宜飲濃度高的茶療方

茶湯濃度過高的茶療方含有大量茶多酚和咖啡鹼，孕婦飲後有可能導致胎動不安。哺乳期的婦女應避免飲用濃度高的茶療方，咖啡鹼會進入乳汁，嬰兒吸乳後會間接引起神經興奮，出現少眠煩躁、啼哭不止等異常表現。

九、兒童不宜飲濃度高的茶療方

兒童可以適量飲用一些清淡的茶療方，一般應以成人飲用濃度的三分之一至二分之一為限。如果茶湯濃度過高，茶湯中的生物活性物質含量過多，對兒童的身體恐產生不利影響，有可能影響神經系統及心血管系統的正常功能。

附錄

常用茶療用方簡介

中國茶療法一直以來有兩個問題未解決，其一，理論零散。欠缺完整的藥性理論清楚地解釋各大茶類的性味歸經及功效，茶療的方法只零散地存在於民間，無法有效地傳播和繼承。其二，缺乏在統一藥性理論指導下的茶藥生產和臨牀驗證，使得即使有清晰的理論指引，也無法建立可重複療效的系列成藥。這使得茶療法只能停留在理論層面，無法走入臨牀。

因此中國人雖然用茶治病千年，卻從未能形成正規療法。也由於未能建立系統發展壯大，茶療法日漸式微，時至今日提起茶能治病反而淪為笑談。

有鑒於此，作者 2018 年開始，與一班志同道合的朋友們合作，開設了茶療文化體驗館，用作者研製的系列茶藥進行觀察體驗。四年來經過數千例的體驗，不但證明了茶可治病，還證明了茶可快速有效地解除臨牀常見的一些症狀。

以下茶藥只是部分用於體驗的品種，僅供各位讀者參考。由於疾病的診治是一個專業的領域，建議各位患者向醫師諮詢有關疑問。

一、茶療系列

品名：同舒

性質：黑茶

性味歸經：性溫，味甘苦，歸脾胃腎經

功效：袪風除濕，通經活絡

主治：關節疼痛

用法：每次5克，一日一次。洗茶一次

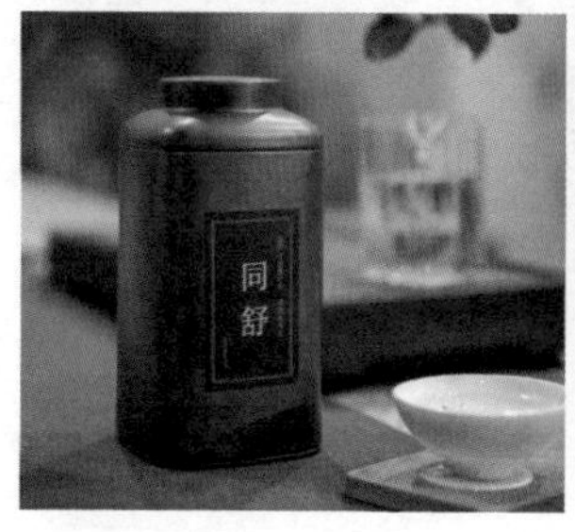

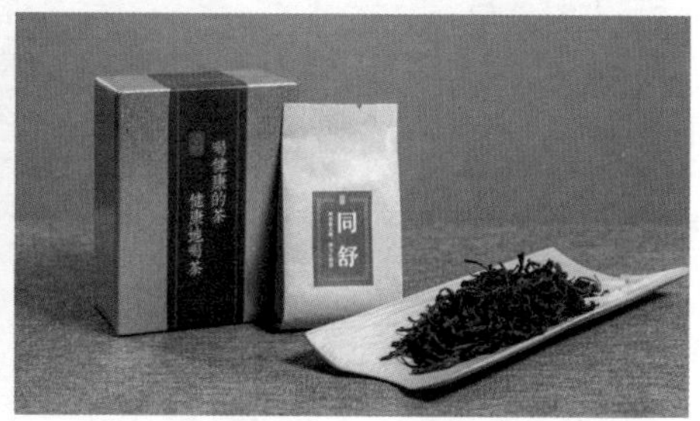

品名：聞香

性質：烏龍

性味：性平，味甘苦，歸肺胃經

功效：宣通鼻竅，袪風解毒

主治：過敏性鼻炎

用法：每次5克，一日一次。洗茶一次

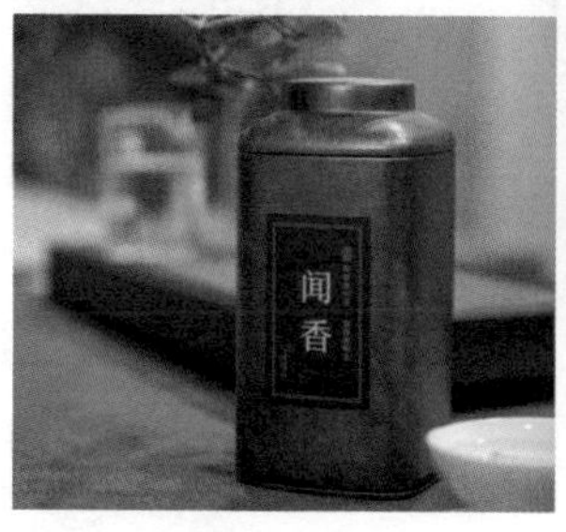

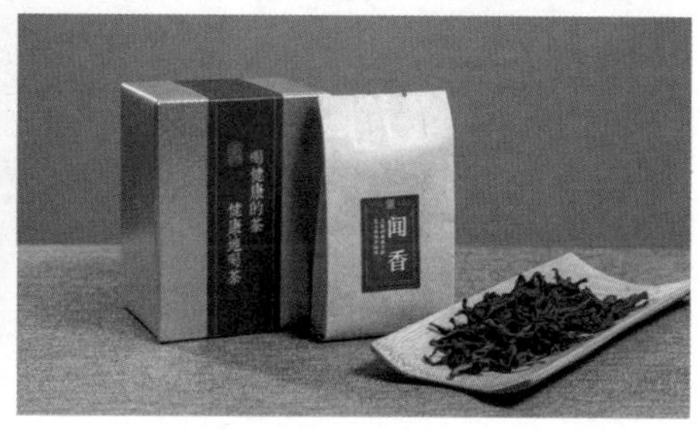

品名：溫惠

性質：熟普

性味歸經：性溫，味甘，歸脾胃經

功效：理氣和胃，散寒止痛，消痞除滿

主治：胃痛 / 胃脹 / 腹瀉 / 胃寒

用法：每次 5 克，一日一次。洗茶一次

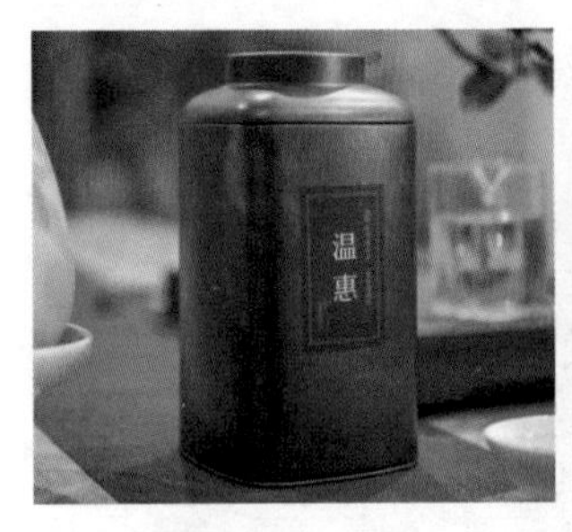

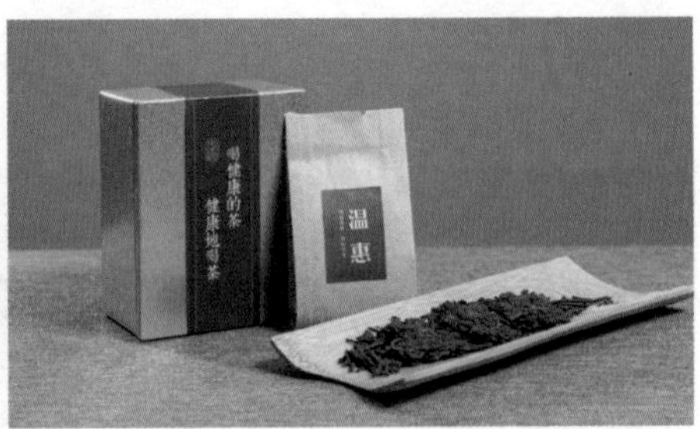

品名：松間

性質：黃茶

性味歸經：性涼，味甘苦，歸大腸膀胱膽經

功效：祛風除濕，舒筋活絡

主治：肩頸酸痛

用法：每次 5 克，一日一次。洗茶一次

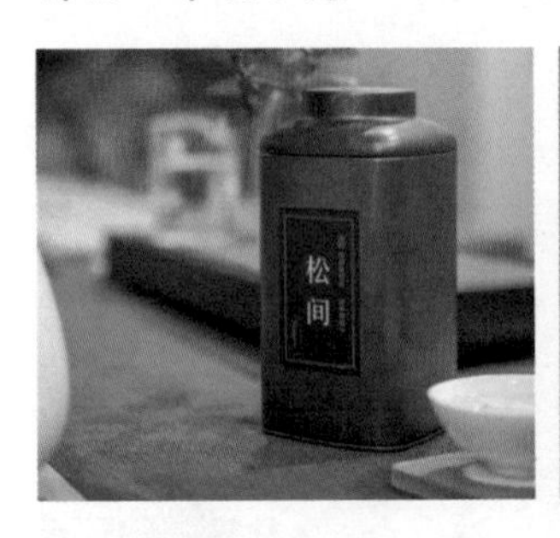

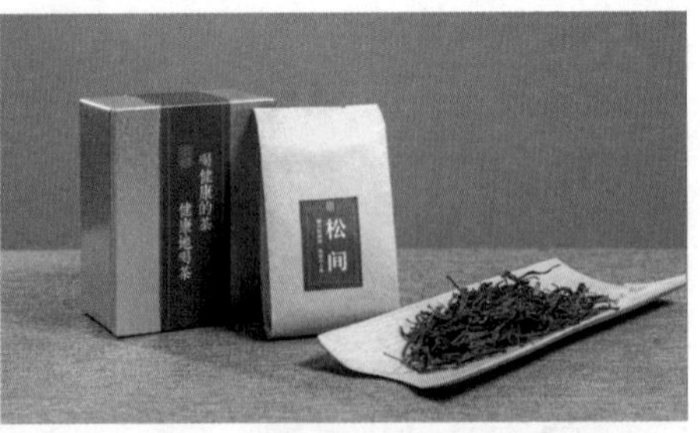

品名：清音

性質：白茶

性味歸經：性涼，味甘苦，歸肺胃經

功效：清熱，解毒，利咽，生津潤燥

主治：咽喉腫痛，聲音嘶啞

用法：每次5克，一日一次。洗茶一次

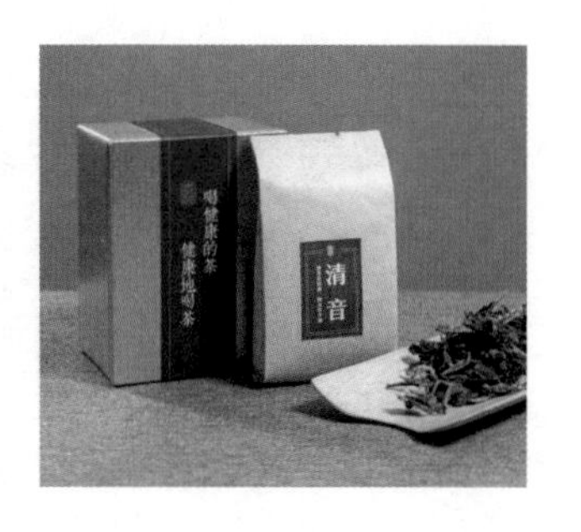

品名：如松

性質：生普

性味歸經：性溫，味甘苦，歸腎膀胱經

功效：袪濕散寒，壯腰行氣

主治：腰痛

用法：每次5克，一日一次。洗茶一次

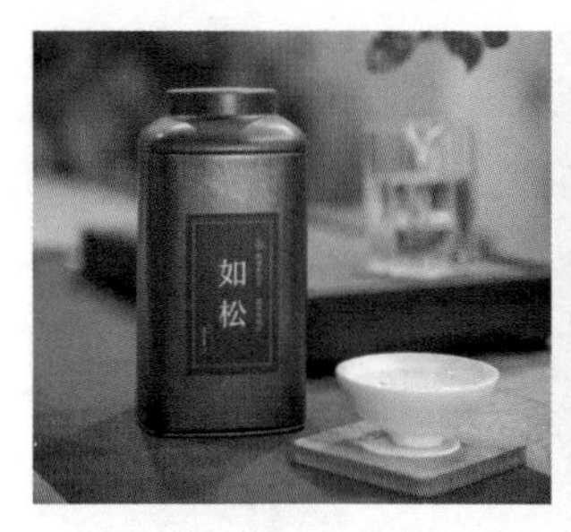

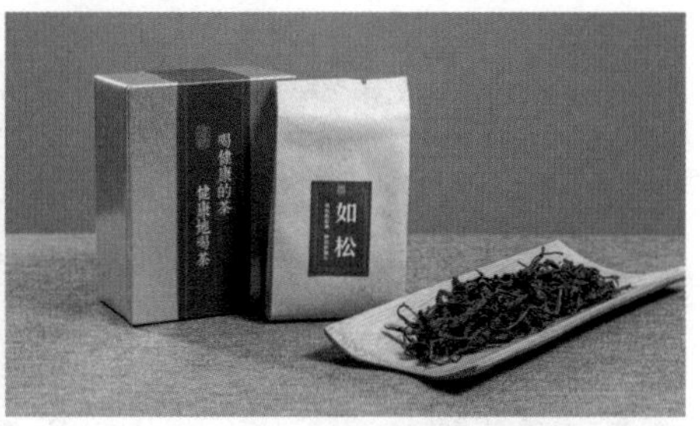

品名：笑口

性質：生普

性味歸經：性涼，味甘苦，歸心胃經

功效：清心瀉胃

主治：口腔潰瘍

用法：每次5克，一日一次。洗茶一次

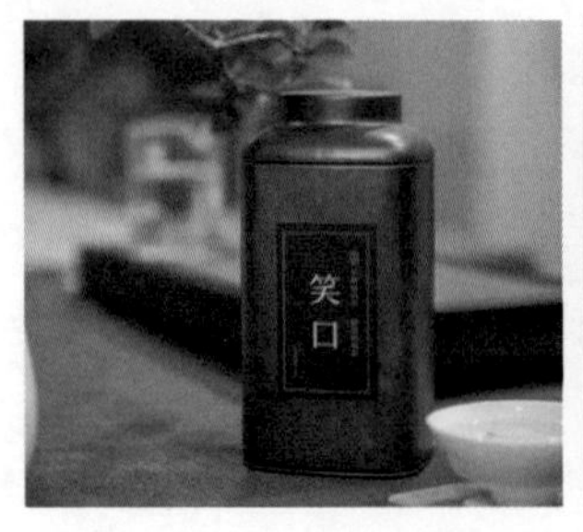

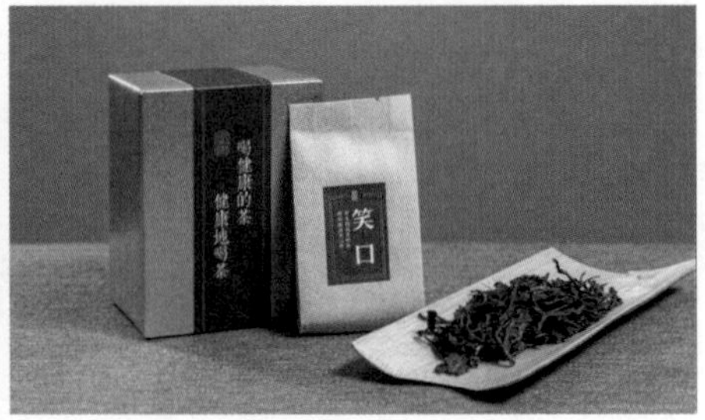

品名：靜心

性質：生普

性味歸經：性涼，味甘苦，歸心肝胃經

功效：清心瀉火，寧神除躁

主治：焦慮情緒

用法：每次5克，一日一次。洗茶一次

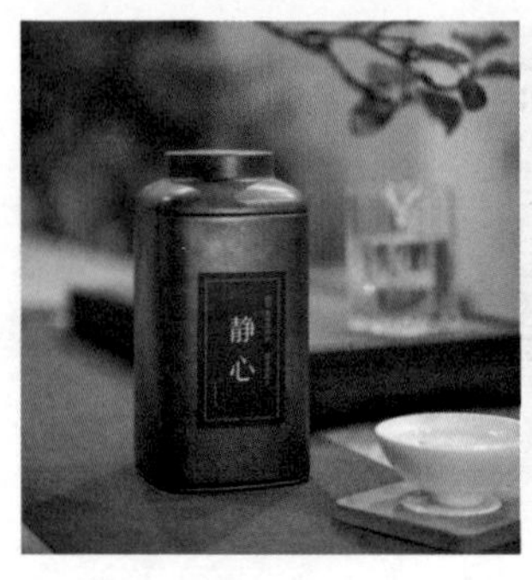

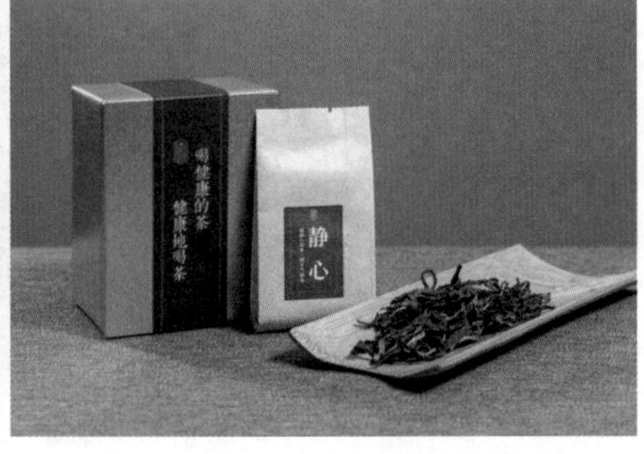

品名：正冠

性質：生普

性味歸經：性涼，味甘苦，歸心肝經

功效：祛風清熱，平肝熄風

主治：各種偏正頭痛

用法：每次5克，一日一次。洗茶一次

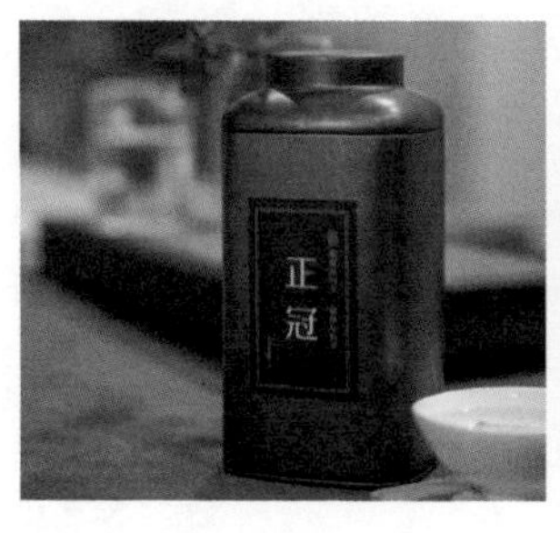

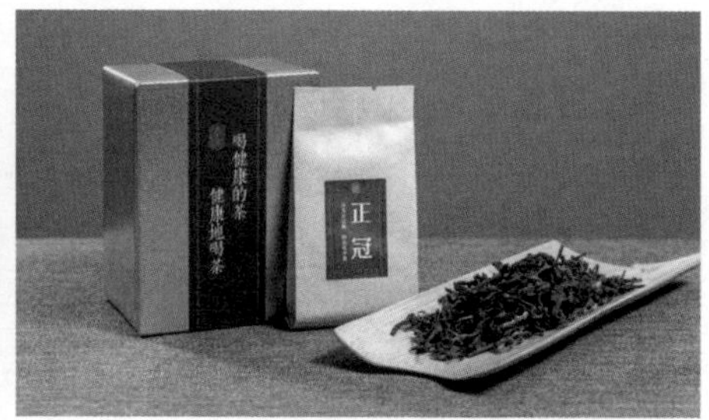

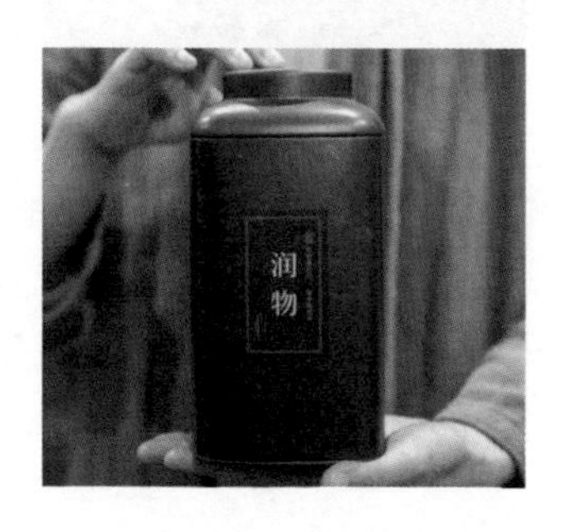

品名：潤物

性質：生普

性味歸經：性平，味甘，歸肝經

功效：平肝潛陽，滋潤眼目

主治：乾眼症

用法：每次5克，一日一次。洗茶一次

品名：雲散

性質：紅茶

性味歸經：性溫，味甘，歸腎膀胱經。

功效：溫宮散寒，活血通經，祛瘀止痛

主治：經痛

用法：每次4克，一日一次。不洗茶（過沫）

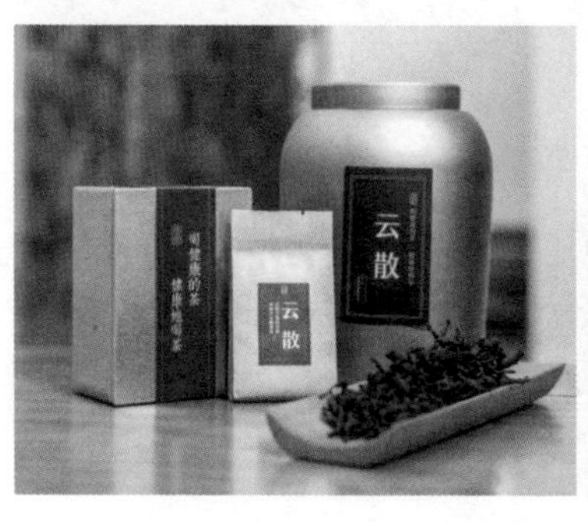

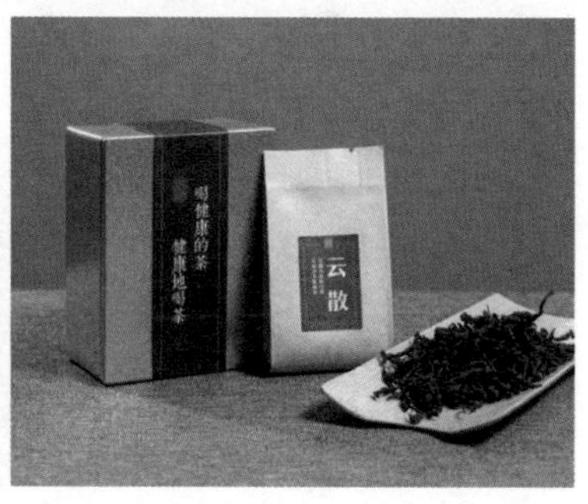

品名：美盼

性質：生普

性味歸經：性溫，味甘苦，歸肝腎膀胱經

功效：明目

主治：弱視/視力減弱

用法：每次5克，一日一次。洗茶一次

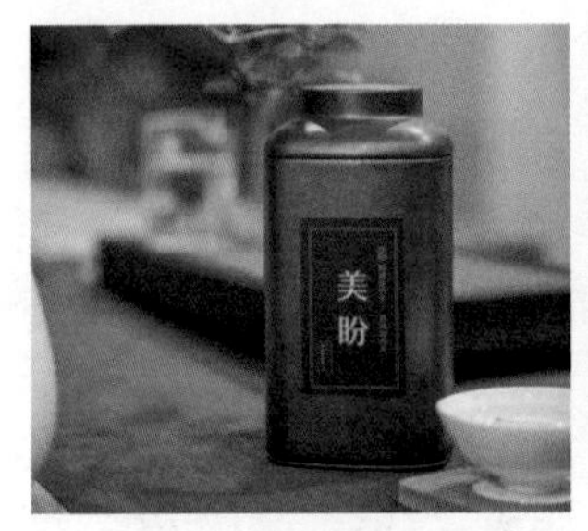

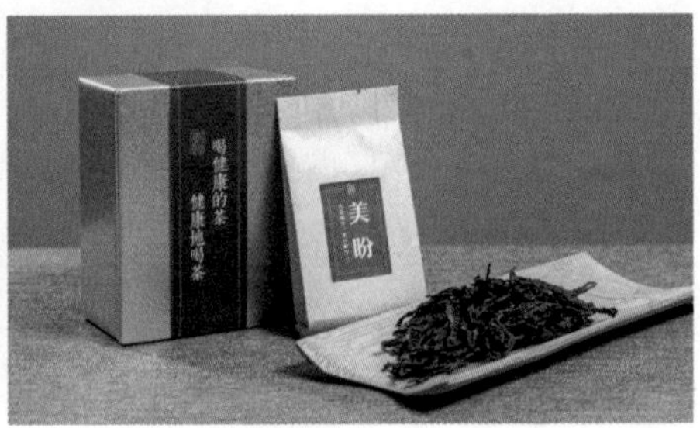

品名：開心

性質：生普

性味歸經：性平，味甘苦，歸心肝胃經

功效：疏肝解鬱，寬胸利氣

主治：抑鬱情緒

用法：每次5克，一日一次。洗茶一次

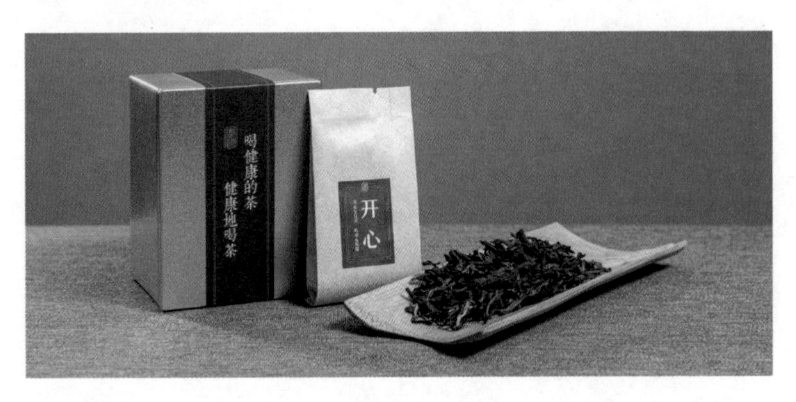

二、茶養系列

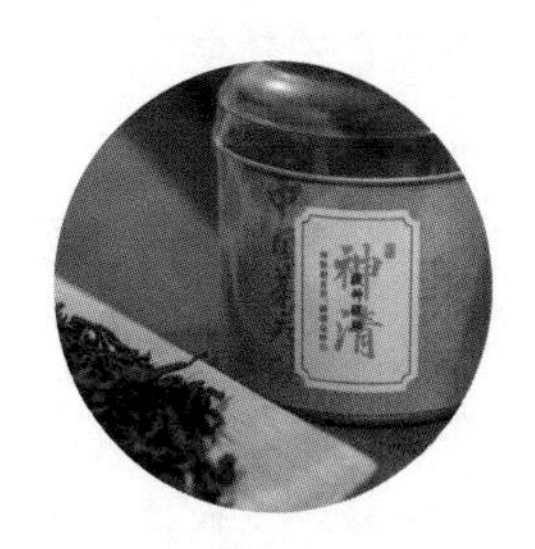

品名：神清

性質：武夷岩茶

性味歸經：性溫，味辛甘苦，歸心肝胃經

功效：提神醒腦

主治：倦怠，注意力下降

用法：每次5克，一日一次。洗茶一次

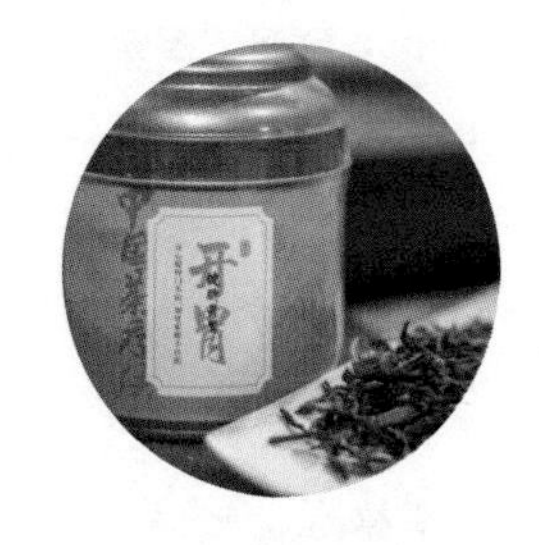

品名：開胃

性質：生普

性味歸經：性平，味甘，歸脾胃經

功效：健脾開胃

主治：食慾減退或消化不良

用法：每次5克，一日一次。洗茶一次

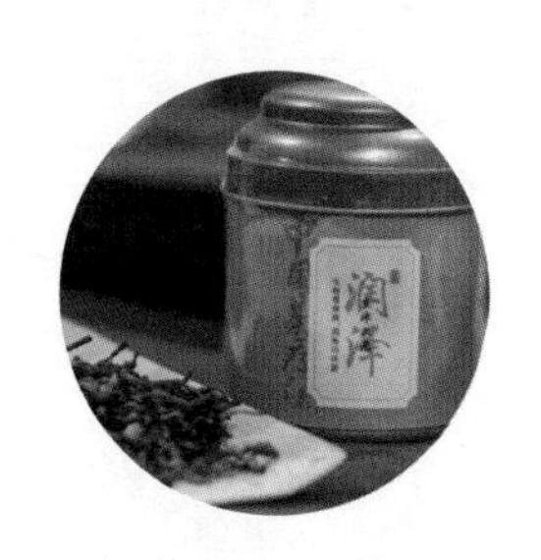

品名：潤澤

性質：生普

性味歸經：性平，味甘，歸脾胃心肺經

功效：生津止渴

主治：煙酒過多所致的口苦口乾

用法：每次5克，一日一次。洗茶一次

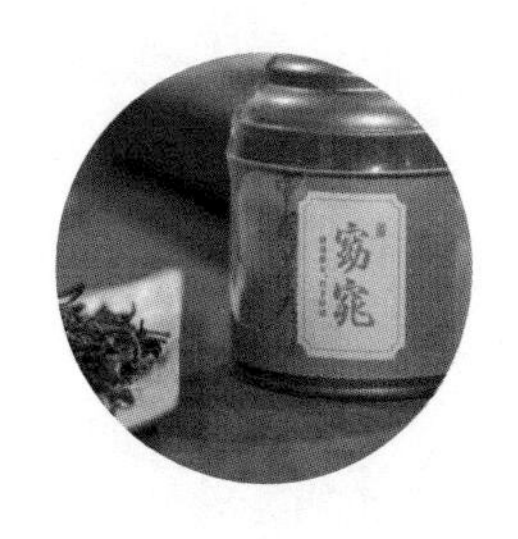

品名：窈窕

性質：生普

性味歸經：性平，味甘，歸脾胃經

功效：滋養脾胃，益氣生津

主治：肥胖症

用法：每次5克，一日一次。洗茶一次

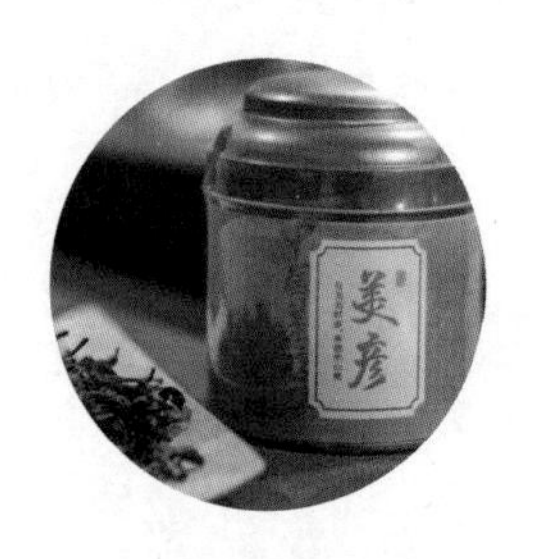

品名：美彥

性質：生普

性味歸經：性涼，味甘苦，心肺胃肝

功效：清熱，解毒，祛風

主治：粉刺 / 痤瘡

用法：每次5克，一日一次。洗茶一次

品名：清涼

性質：生普

性味歸經：性涼，味甘苦，歸心肝胃經

功效：清熱解毒

主治：過食辛辣煎炸所導致的各種「上火」症狀

用法：每次5克，一日一次。洗茶一次

參考書目

漢・華佗撰，孫思邈編 . 華佗神方 [M]. 北京：中醫古籍出版社，1992。

魏・吳普述 . 神農本草經 [M]. 太原：山西科學技術出版社，1991。

魏・陶弘景 . 本草經集注 [M]. 北京：華夏出版社，1999。

晉・張華編 . 博物志 [M]. 重慶：重慶出版社，2007。

唐・王冰 . 黃帝內經 [M]. 北京：中醫古籍出版社，1994。

唐・孫思邈 . 千金食治 [M]. 北京：中國商業出版社，1985。

唐・孫思邈 . 備急千金要方 [M]. 北京：人民衛生出版社，1982.。

唐・陸羽 . 茶經 [C]，中國歷代茶書匯編 . 香港：商務印書館，2007。

唐・蘇敬 . 新修本草 [M]. 合肥：安徽科學技術出版社，1981。

唐・陳藏器 . 本草拾遺 [M]. 合肥：皖南醫學院科研處，1983。

唐・孟詵 . 食療本草 [M]. 北京：人民衛生出版社，1984。

宋・太平惠民和局 . 太平惠民和劑局方 [M]. 北京：人民衛生出版社，1959。

宋・王懷隱 . 太平聖惠方 [M]. 北京：人民衛生出版社，1958。

宋・丹波康賴 . 醫心方 [M]. 北京：人民衛生出版社，1955。

宋・楊士瀛 . 仁齋直指方論 [M]. 上海：上海古籍出版社，1991。

宋・寇宗奭 . 本草衍義 [M]. 北京：人民衛生出版社，1990。

元・張潔古 . 本草發揮 [M]. 上海：上海中醫藥大學出版社，1994。

元・吳瑞 . 日用本草 [M]. 北京：華夏出版社，1999。

明・王化貞 . 產鑒 [M]. 鄭州：河南科學技術出版社，1982。

明・盧子繇 . 本草乘雅半偈 [M]. 北京：華夏出版社，1999。

明・蘭茂 . 滇南本草 [M]. 北京：華夏出版社，1999。

明・朱橚 . 普濟方 [M]. 上海：上海古籍出版社，1987。

明・李中梓 . 本草通玄 [M]. 上海：上海古籍出版社，1995。

明・李時珍 . 本草綱目 [M]. 北京：人民衛生出版社，2004。

明・徐春甫 . 古今醫統大全 [M]. 北京：人民衛生出版社，1991。

明・龔廷賢 . 壽世保元 [M]. 北京：人民衛生出版社，1993。

明・樓英 . 醫學綱目 [M]. 上海：上海古籍出版社，1995。

明・繆希雍 . 神農本草經疏 [M]. 台北：台灣商務印書館，1982。

清・王孟英 . 隨息居飲食譜 [M]. 南京：江蘇科學技術出版社，1983。

清・汪訒庵 . 本草易讀 [M]. 北京：人民衛生出版社，1987。

清・楊時泰 . 本草述鉤元 [M]. 上海：科技衛生出版社，1958。

清・汪昂 . 本草備要 [M]. 天津：天津科學技術出版社，1993。

清・張秉成 . 本草便讀 [M]. 北京：華夏出版社，1999。

清・張璐 . 本經逢原 [M]. 上海：科學技術出版社，1959。

清・費伯雄 . 食鑒本草 [M]. 上海：上海科學技術出版社，1985。

清・趙學敏 . 本草綱目拾遺 [M]. 北京：人民衛生出版社，1957。

清・徐文弼 . 壽世傳真 [M]. 北京：中醫古籍出版社，1986。

清・蔣介繁 . 本草擇要綱目 [M]. 上海：上海科學技術出版社，1985。

清・淩奐 . 本草害利 [M]. 北京：中醫古籍出版社，1982。

安徽農學院 . 製茶學 [M]. 安徽：中國農業出版出版社，2000。

陳宗懋 , 中國茶葉大辭典 [M]. 北京：中國輕工業出版社，2000。

陳宗懋 , 楊亞軍 . 中國茶經 [M]. 上海：上海文化出版社，2011 。

陳祖椝 , 朱自振 . 中國茶葉歷史資料選輯 [M]. 北京：農業出版社 ,1981 。

陳椽 . 茶藥學 [M]. 北京：中國展望出版社，1987 。

衛明，梁浩榮 . 中國茶療學 [M]. 香港：天地圖書有限公司，2010 。

衛明，何翠歡。中國茶療法 [M]. 北京：人民衛生出版社，2021 。